Dr. med. Dunja Voos

Tritt aus dem Schatten deiner Angst

humboldt

INHALT

VORWORT

„Warum hilft mir eigentlich nichts von dem, was ich lese, wenn ich eine Panikattacke habe?“, fragte ich mich. Meine Angst käme daher, dass ich die Dinge falsch bewerte, hörte ich. Sie käme aus grauer Vorzeit, als die Menschen noch Angst vor dem Säbelzahntiger hatten. Wenn ich achtgäbe auf meine Gedanken, könnte ich meine Angst reduzieren, las ich. Manches half mir ein bisschen, doch nichts brachte mich wirklich weiter.

Vielleicht geht es dir ähnlich wie mir damals: Du bist ständig im Kampf mit deiner Angst. Du hast das Gefühl, etwas falsch zu machen, weil dir nichts hilft. Du hast schon vieles ausprobiert, aber die Angst will nicht vergehen. Wenn es dir so ergeht, könnte dieses Buch hilfreich für dich sein, denn es behandelt vor allem die hartnäckige Angst, die schwer zu bewältigen ist.

Ich hatte früher oft Angst, verrückt zu werden oder zu sterben, ohne dass ich diese Angst hätte einordnen können. Ich wollte meine Angst in den Griff bekommen, aber es war umgekehrt: Sie hatte mich im Griff.

Ich begann einen langen Weg, auf dem ich alles ausprobierte: autogenes Training, Verhaltenstherapie im Selbststudium, Glauben und Religion, Hypnose, Tiefenpsychologie, Yoga und Psychoanalyse. Ich sprang damals ohne Internet und völlig ahnungslos in mein Vorhaben „Psychotherapie“. Ich landete bei einer Psychotherapeutin mit einer Couch in der Praxis. „Da lege ich mich niemals drauf!“, sagte ich.

Auf Dauer fand ich selbst die größte Hilfe in der Kombination aus Psychoanalyse (nach einiger Zeit dann doch im Liegen auf der Couch) und Yoga. Beide Therapieformen stellen die Beziehung zum Therapeuten in den Mittelpunkt. Und das ist der heilsame, aber auch schwierige Punkt. Schlechte Beziehungen können Angst und krank machen, doch schon eine einzige gute Beziehung kann heilsam sein. Da ich so gute Erfahrungen mit diesen Methoden gemacht habe, wirst du in diesem Buch vorwiegend psychoanalytische Sichtweisen finden. Ich beschreibe sie so, dass du sie verstehen kannst, und weise auch auf andere Hilfsmöglichkeiten hin.

Heute bin ich selbst Psychotherapeutin und kann nachvollziehen, wie sich meine Patientinnen und Patienten auf den verschiedenen Stufen ihrer Entwicklung fühlen. Auch wenn du selbst ganz andere Erfahrungen machst als ich, so kann ich mir vorstellen, dass dir die „7 Schritte" helfen können, deine Angst zu lindern. Du brauchst sehr viel Geduld und einen langen Atem, um die vielen kleinen Fortschritte zu fühlen. Aber zu merken, dass du selbstwirksam sein kannst, ist schließlich eine wunderbare Belohnung. Ich freue mich, dich mit meinem Buch auf diesem Weg zu begleiten.

Deine

Dunja Voos

DAS 7-SCHRITTE-PROGRAMM – WIE DU MIT DIESEM BUCH ARBEITEST

„Was hast du?“, fragt die Freundin. „Ich weiß es nicht“, antwortest du vielleicht. Es hat dich wieder erwischt: Deine Angst taucht wie aus dem Nichts auf und du kannst kaum beschreiben, wie dir geschieht. Niemand und nichts scheint dich beruhigen zu können. Vielleicht glaubst du, du hättest eine schreckliche Krankheit. „Wann finde ich endlich Hilfe?“, fragst du dich.

Angst ist menschlich

Wir können vor so vielem Angst haben: Angst, es nicht zu schaffen, Angst vor der Prüfung, vor Nähe, vor dem Alleinsein, vor Krankheit, Sterben und Tod. Ohne Angst ist der Mensch nicht denkbar. „Je ursprünglicher ein Mensch, umso tiefer die Angst“, sagte der Philosoph Søren Kierkegaard (1813–1855).

Das Wort Angst ist verwandt mit dem Begriff der Enge. Wenn du Angst hast, fühlst du eine Enge auf der Brust. Im Supermarkt kommt die Angst, wenn es dir unter den vielen Menschen zu eng ist. Und wenn du nachts aufwachst, zitterst du vielleicht vor Angst, weil du den Druck der ganzen Anforderungen spürst.

Vielleicht ist deine Angst vor dem Unbekannten riesig groß, wohingegen dir die Angst vor dem Hund oder vor dem dunklen Wald harmlos vorkommt. Verzweiflung kommt auf. Vielleicht hast du Sorge, dass deine Angst so schwer und die Bedrohung so groß wird, dass es keine Hilfe mehr für dich gibt. Du fühlst dich vielleicht, als gäbe es keinen Ausweg für dich. Manche Menschen haben große Angst vor dem Tod und fühlen sich hoffnungslos, weil der Tod ja eine Realität ist, die sich nicht wegreden lässt. Doch wie groß deine Angst auch sein mag: Es gibt Hilfe.

„Normale" Angst erkennst du daran, dass sie einen Sinn ergibt und dass du sie mit anderen teilen kannst. Wenn du Angst vor einer Prüfung oder vor einem Gewitter hast, ist das auch für andere verständlich. Du kannst mit anderen einfach darüber sprechen. Sogenannte „krankhafte" Angst ist jedoch schwer zu erklären. Da wir Menschen innerlich ein gutes Gefühl dafür haben, was „normal" im Sinne von „gesund" ist, erkennst du „krankhafte" Angst unter anderem daran, dass du selbst vielleicht denkst: „Das ist nicht mehr normal." Bei der krankhaften Angst leidest du so sehr, dass du merkst, dass du Hilfe brauchst, um mit ihr klarzukommen.

Wie groß deine Angst auch sein mag: Es gibt Hilfe.

Wenn du an schwerer Angst leidest, dann hat diese Angst einen langen Entstehungsweg hinter sich. Du hast in deinem Leben vieles erlebt, was schließlich zu deiner scheinbar unerklärlichen Angst geführt hat. Vielleicht fühlst du dich so gelähmt und so gebannt, dass du dich kaum auf etwas anderes konzentrieren kannst. Vielleicht magst du kaum noch das Haus verlassen.

Ängste sind hoch individuell. Deine Vergangenheit, deine Beziehungen und dein Körper haben zusammen mit deiner Seele zu einer Angst geführt, die nur du ganz besonders gut kennst. Doch du bist nicht allein. Es gibt einige Mechanismen, die zur Angststörung führen und die sich erklären und verstehen lassen. In diesem Buch wirst du mögliche Erklärungen und Tipps zur Selbsthilfe finden. Es gab einen Weg hinein in diesen unangenehmen Zustand, also gibt es auch einen Weg hinaus.

Ich selbst habe zu Beginn meines Medizinstudiums eine schwere Angststörung bekommen. Anfangs erschien es mir fast unmöglich, herauszufinden, was ich da überhaupt habe. Was war das, was meinen Körper und meine Seele in einen so schrecklichen Zustand versetzte? Übelkeit, Angst vor dem Erbrechen, Durchfall, Atemnot und Zittern gepaart mit einem schrecklichen Gefühl der Bedrohung ließen mich verzweifeln. „Daran stirbst du nicht“, sagte der Hausarzt. Doch ich glaubte ihm nicht, denn es fühlte sich wie Sterben an. Irgendwann hatte ich Angst davor, wieder einen neuen Angstanfall zu bekommen. Die „Angst vor der Angst“ war geboren.

Ich habe letzten Endes die Zuversicht gewonnen, dass sich selbst sehr schwere Ängste beruhigen lassen.

Ich begab mich auf eine sehr lange Suche, probierte sehr vieles aus und brauchte viele Jahre, um diese schreckliche Angst nach und nach verlieren zu können. Ich musste erfahren, was für ein steiniger Weg das ist. Ich habe aber letzten Endes die Zuversicht gewonnen, dass sich selbst sehr schwere Ängste beruhigen lassen und Träume in Erfüllung gehen können. Wenn du die schweren Ängste nach und nach überwinden kannst, erlangst du dabei besondere Fähigkeiten, die dir dabei helfen, dich dem Leben ganz zu widmen.

Mit diesem Buch möchte ich dir etwas an die Hand geben, das dir helfen kann, aus deiner Angst zu finden. Dabei wirst du sehen, dass Beziehung ganz besonders wichtig ist. Du und ich, wir haben in diesem Moment auch eine Art von Beziehung. Ich stellte mir beim Schreiben meine Leser und Leserinnen vor, und du fühlst dich jetzt beim Lesen vielleicht von mir angesprochen. Du machst dir vielleicht Fantasien über mich. Das kann schön sein, aber vielleicht auch Angst machen, denn Beziehung kann leicht zu nah werden und zu einer Art Verfolgungsangst führen, wenn man sich selbst nicht gut abgegrenzt fühlt. Du kannst jedoch in diesem Buch lernen, dich abzugrenzen.

Unsere Beziehungen beeinflussen unser Seelenleben stark. Manchmal wären wir vielleicht gerne „total unabhängig". Doch gerade unsere Angst erinnert uns daran, dass wir Menschen abhängige Wesen sind. Da gibt es Menschen, die uns beruhigen können, und solche, die unsere Angst verstärken.

Es ist nicht immer leicht, eine gute Beziehung zu uns selbst und zu anderen herzustellen. Vielleicht fühlst du dich manchmal unendlich einsam. Oder du fühlst dich durch zu große Nähe von anderen Menschen eingeengt. Vielleicht traust du dich nicht, deine aggressiven Gefühle oder deine Zuneigung zu äußern. Du zeigst anderen dann nicht, wie es dir geht, weil du dich vor ihren Reaktionen fürchtest. Doch dann fühlst du dich eingeengt in dir selbst. Du fühlst dich immer unwohler und schon kann die Angst wieder wachsen. Du wirst sehen, wie sich deine Angst dadurch verringern kann, indem du mithilfe dieses Buches lernst, mit anderen über deine Bedürfnisse, deine Gefühle und besonders über deinen Ärger zu sprechen.

Die Angst in den Griff bekommen

Mit den 7 Schritten möchte ich dir einen Weg aufzeigen, wie du durch Arbeit an den Eckpfeilern Sprache, Sinnlichkeit, Körper, Beziehung, Wahrheitssuche, Traum und Disziplin zu einem angstfreieren Leben finden kannst. Dabei geht es nicht darum, deine Angst „in den Griff" zu bekommen. Denn wenn du das versuchst, wirst du vielleicht verzweifeln, weil das – gerade am Anfang – nur schwer möglich ist.

Anstatt die Angst in den Griff zu bekommen und sie damit „abzuwürgen" und mundtot zu machen, wollen wir uns von der Angst eine Geschichte erzählen lassen. Mit den 7 Schritten kannst du an einen Punkt kommen, an dem du innerlich deine Hände öffnen kannst, um deine Angst dort hineinzulegen und zu halten.

Wenn du verstehen lernst, was eigentlich in deiner Seele passiert, dann ist es, als würdest du dir Winterreifen auf dein Auto ziehen: Es rutscht nicht länger im Schnee, sondern es kann sich mit seinen Rillen im Schnee festhalten und sozusagen mit dem Schnee zusammenarbeiten. Wenn du dieses Buch in Händen hältst, ist dies vielleicht ein erster Schritt hin zu einem Gefühl von mehr „Grip". Dein Körper wird dir auf diesem Weg zu deinem wichtigsten Anker werden.

> Wir können lernen, offen zu werden für unser Unbewusstes, und unbewusste Anteile bewusst werden zu lassen.

Du wirst lernen, deine Abwehrmechanismen zu erkennen und vielleicht sogar etwas abzubauen. Abwehrmechanismen wie Verleugnung, Verdrängung und Vermeidung, aber auch Überanpassung können auf Dauer deine Angst verstärken. Du begreifst mit der Zeit, dass die Welt es besser mit dir meint, als du denkst, und dass du dich nicht ständig schützen musst. Die Lösung liegt aus meiner Sicht in der Anerkennung von Wahrheiten – seien sie auch noch so schmerzhaft und erschreckend. Achtsamkeit und radikale Akzeptanz gehören zum Finden der Wahrheit ebenso dazu wie Beziehungen, die dir dabei helfen, deine Wahrheiten anzunehmen.

Der tiefenpsychologische Ansatz

Der Weg hinaus aus der Angst fängt oft mit ganz einfachen Dingen an. Wenn du beginnst, dich ernst zu nehmen und auf deine Bedürfnisse zu achten, ist dies schon ein wirkungsvoller Schritt. Du bemühst dich vielleicht um mehr Selbstfürsorge und spürst bewusst, wie gut dir beruhigende Düfte oder Wellnessbäder tun. Am Anfang meines Weges aus der Angst standen Frauenzeitschriften und Pflegecremes. Ich habe mir Wohlfühlbilder angeschaut und gut duftende Lotionen ausprobiert. Bis heute weiß ich, wie wichtig diese ersten Schritte für mich waren.

Doch wie viel mehr es braucht, um schwere Ängste zu beruhigen und ein positiveres Erleben im täglichen Leben zu finden, wurde mir erst mit der Zeit klar. Ich begann damals mit verhaltenstherapeutischen Techniken, doch mir persönlich reichte das nicht. Wenn ich Entspannungsübungen durchführte, wurde alles eher noch schlimmer. Es wollte mir einfach nicht gelingen, die schweren Ängste durch Gedanken und Neubewertungen zu beeinflussen. Also ging ich dem nach, was ich schon lange spürte: Ich suchte eine Therapieform, bei der ich über eine lange Zeit mit einem beruhigenden Therapeuten zusammenarbeiten konnte. Dieser Drang in mir war unbändig. Der Ansatz, der mir half, war ein tiefenpsychologischer. Während die Verhaltenstherapie ihren Schwerpunkt auf das bewusste Denken legt, geht es in der tiefenpsychologischen Therapie hauptsächlich um das Unbewusste in der Beziehung zum Psychotherapeuten bzw. zur Psychotherapeutin.

Über die Jahre konnte ich dabei verschiedene Faktoren ausmachen, die tiefgreifend wirken. Ich spürte, wie die einzelnen Faktoren ineinandergriffen. Ich erkannte 7 Schritte, die es mir dauerhaft ermöglichen, mich selbst zu beruhigen und eine befriedigende Beziehung zu mir selbst und mit anderen zu führen. Worte zu finden, Sinnlichkeit bewusst zu erleben, eine gute Verbindung zum eigenen Körper zu haben, gute Beziehungen zu pflegen, die Wahrheit zu suchen, das Träumen und Spielen wertzuschätzen und schließlich das durch Erfahrung Gelernte durch Disziplin zu festigen sind die Eckpfeiler, die meiner Erfahrung nach bei schweren Ängsten helfen können.

Das Wichtigste ist dabei aus meiner Sicht die Beziehung zu sich und anderen Menschen. Ich habe erfahren, dass keine andere Psychotherapiemethode so viel Beziehung anbietet wie die Psychoanalyse. Von der Psychoanalyse abgeleitet ist die tiefenpsychologisch fundierte Psychotherapie. Während die Psychoanalyse mehrmals pro Woche stattfindet, ist die tiefenpsychogische Behandlung in der Regel auf eine Sitzung pro Woche begrenzt. Auch sie beschäftigt sich vorrangig mit dem Unbewussten. Für viele ist die tiefenpsychologische Therapie ein guter Anfang und für manche ist sie auch vollkommen ausreichend.

> Ich schrieb dieses Buch, damit du eine Ahnung davon bekommst,was du brauchst, um aus der schweren Angst zu finden.

Ich fragte mich, wie ich Lesern und Leserinnen die Wirkfaktoren näherbringen kann, auch wenn sie selbst noch keine Psychoanalyse oder tiefenpsychologische Psychotherapie erlebt haben. Ich schrieb dieses Buch, damit du selbst eine Ahnung davon bekommen kannst, welche Zutaten du brauchst, um aus der schweren Angst zu finden.

Dabei ist es nicht so wichtig, dass du die Schritte aufeinander aufbaust. Die 7 Schritte greifen ineinander: Wenn du eine gute Beziehung zu dir und deinem Körper aufbaust, dann verbessert sich auch die Beziehung zu deinen Mitmenschen. Und umgekehrt: Wenn du eine intensive Beziehung zu jemandem hast, der dich mit all deinen Gefühlen wirklich ernst nimmt, dann beginnst du auch, dich selbst besser zu pflegen, deine Gedanken und Gefühle wahrzunehmen und dich mit ihnen zu beschäftigen.

Wenn du dir die Möglichkeit gibst, sinnliche Erfahrungen zu machen, indem du z. B. schwimmen gehst oder einen Barfuß-Waldspaziergang machst, dann wirst du dir selbst mehr wert. Du hast dann auch Lust auf mehr. Wenn du dir selbst genauer zuhörst, findest du mit der Zeit auch leichter Worte, um mit anderen über dein Befinden sprechen zu können. Und wenn du mehr Selbstliebe entwickeln kannst, dann fällt es dir auch zunehmend leichter, deine inneren Wahrheiten zu erkennen und zu akzeptieren.

Motor von all dem ist der Wunsch, ein besseres Leben zu führen. Du träumst vielleicht von einem bestimmten Beruf, doch du kannst ihn dir jetzt noch nicht für dich vorstellen. Der Traum ermöglicht dir aber erste Schritte. Vielleicht hast du als Kind schon gespielt, Stewardess zu sein, doch jetzt kannst du es dir mit deiner Flugangst kaum vorstellen. Doch am Anfang stehen immer Traum und Spiel. Träume halten sich nicht an die Gesetze der Realität, daher kannst du dich mit Träumen innerlich weiten und schauen, was dir in der Realität behilflich sein könnte, deinen Traum zu verfolgen. Deine Träume und deine realen körperlichen, finanziellen oder sozialen Grenzen können sich manchmal ganz schön beißen. In sicheren Grenzen träumt es sich jedoch leichter, und Träume können so manche Grenze erweichen.

Du kannst dieses Buch also querlesen oder Kapitel für Kapitel durchspielen – im Mittelpunkt steht der Wunsch nach dem angstfreieren Leben. Dieses Buch möchte dich darin bestärken, deinen Wunsch Wirklichkeit werden zu lassen und dich deinem Ziel zu nähern. Nur „Schritt 7: Finde durch Disziplin zu deiner Stabilität" steht vielleicht ganz am Ende. Wenn du bemerkst, was du durch deine Selbstheilungsmethoden oder durch deine Therapie erreicht hast, kommt es darauf an, dich weiterzuentwickeln und das Gewonnene sorgsam zu halten. Schritt 7 kannst du am besten also ganz am Ende lesen. Doch auch das ist kein Muss, vielleicht hilft er dir auch gerade am Anfang, mit diesem Buch an dir selbst zu arbeiten.

Wenn du weißt, dass es ein langer Weg ist, wirst du nicht gleich aufgeben, wenn du zum hundertsten Mal eine schwere Angstattacke oder Depression erlebst, obwohl du dir doch schon so viel Mühe gegeben hast. Sich von schwerer Angst zu befreien ist ein großes Projekt. Es ist dem Projekt, ein Sternekoch oder ein außergewöhnlicher Künstler oder eine erfolgreiche Sportlerin zu werden, gar nicht unähnlich. Insofern geht es nicht um das schnelle Loswerden von Symptomen, wie es so mancher Angst-Ratgeber verspricht.

Ich möchte dir Mut für einen langen Weg machen. Angst reduziert sich auf wundersame Weise, indem du dich mit ganz anderen Baustellen beschäftigst, z. B. mit der Partnersuche, mit deiner Beziehung, mit deinem Körper oder mit deiner Bildung und deinem Beruf. Ein gesundes Leben zu führen, ist eine Kunst, die erlernt werden will. Dazu gehört auch, dass sich deine Spiritualität weiterentwickelt. Was dir lange Angst machte, kannst du vielleicht auf eine neue Weise erleben. Dich mit deiner Angst auseinanderzusetzen, ist viel mehr, als mit

> Sich von schwerer Angst zu befreien ist ein großes Projekt. Ich möchte dir Mut für einen langen Weg machen.

Symptomen zu kämpfen – Angstreduktion ist nur möglich, indem die großen Themen des Lebens und Sterbens miteinbezogen werden.

Du spürst vielleicht, dass dein neues Wohlergehen, also dein „Gutgehen", auch Arbeit ist. Diese Arbeit ist oft hart, aber sie macht auch Spaß, weil du dich durch das Dranbleiben zunehmend als selbstwirksam erleben kannst. Du merkst, dass durch dein Tun und auch durch dein Lassen einiges von dem wahr werden kann, was du dir erträumt hast.

Wenn du die 7 Schritte geschafft hast und dich als selbstwirksam erlebst, bekommst du auch mehr Lust, neue Dinge auszuprobieren. Viele gute Effekte werden sich erst nach einem längeren Weg zeigen, doch irgendwann stellst du erleichtert fest: „Diese Arbeit hat sich gelohnt!"

Vielleicht ist jetzt der Zeitpunkt für dich da, die ersten Schritte zu gehen. Ich freue mich, wenn ich dich mit diesem Buch dabei begleiten kann.

SCHRITT 1: FINDE WORTE FÜR DEINE ANGST

Lerne, über deine Angst zu sprechen, denn wenn du darüber sprechen kannst, hältst du sie in deinen Händen

Über die namenlose Angst

„Wenn ich noch einmal das Wort ‚Säbelzahntiger' höre, dann raste ich aus", dachte ich als junge Studentin. Wieder war ich wegen meines Herzrasens beim Hausarzt. Mein Kopf fühlte sich an wie Watte und ich fühlte mich wie von verborgenen Mächten bedroht. Es war, als fühlte ich Gespenster, die kein anderer sieht oder fühlt. Ich zitterte am ganzen Körper. Mir war sehr übel.

„Das ist eine Angststörung", sagte der Hausarzt lapidar. „Weißt du, vor Urzeiten mussten wir Menschen noch vor dem Säbelzahntiger fliehen. Heute gibt es zwar keine Säbelzahntiger mehr, aber wir leben immer noch gefährlich: Da ist der Autoverkehr, der Stress im Beruf, das enge Kaufhaus. Wir haben immer noch genauso viel Angst wie unsere Vorfahren in der Wildnis, aber wir können heute nicht mehr wegrennen. Wir müssen sitzen bleiben und die Angst aushalten. Das ist es, was diesen Stress in dir auslöst."

Vielleicht hast du diese Erklärung auch schon einmal gehört. Ich fand sie für den Anfang irgendwie hilfreich, weil ich wenigstens irgendeinen Anhaltspunkt hatte für mein inneres Durcheinander. Doch mit der Zeit dachte ich: So einfach ist das nicht. Wenn da jetzt ein Tiger vor mir säße, hätte ich natürlich Angst. Selbst wenn ich nicht weglaufen könnte, so wüsste ich ja: Da ist ein Tiger und es ist natürlich, dass ich Angst vor ihm habe. Ich könnte nach Hilfe rufen und jeder würde die Situation sofort erfassen. Jeder könnte mich verstehen und würde versuchen, mir zu helfen. Die „Angst vor dem Säbelzahntiger" ist eigentlich eine konkrete Furcht. Und diese Furcht würde sich handfest anfühlen. Sie wäre greifbar.

Die Angst, die ich jedoch fühlte, war eine ganz andere. Sie war ein Schweben in meinem Kopf und ein furchtbarer Wirbel in meinem Körper. Ich konnte sie nicht benennen – es war eine namenlose Angst. Niemand konnte mich wirklich verstehen, und auch ich selbst war vollkommen ratlos.

Ich hatte das unangenehme Gefühl, völlig losgelöst von allem zu sein – niemand schien mehr da zu sein. Es war, als sei ich eine Ertrinkende. In meiner Vorstellung standen Menschen am Ufer, die mir die Hand reichen wollten, aber mich nicht erreichen konnten. Ich zitterte am ganzen Körper. „Nur nicht verrückt werden!", sagte ich mir. Nichts konnte mich beruhigen. Was war nur mit mir los?

Angstzustände „mit Grip" und „ohne Grip"

Wenn du Angst hast, dann spürst du wahrscheinlich, wie körperliche Symptome deine Angst begleiten. Vielleicht bekommst du Durchfall, dir wird schwindelig und du hast das Gefühl, keine Luft mehr zu bekommen. Vielleicht kannst du während dieser akuten Angstphase noch nicht einmal weinen, obwohl du es gerne möchtest. Vielleicht hast du das Gefühl, dass dir alles entgleitet – die Angst weitet sich auf alles Mögliche aus.

Dieses Gefühl, nichts mehr im Griff zu haben, fühlt sich besonders unangenehm an. Es ist, als würdest du gleich in Ohnmacht fallen. Das kommt daher, dass bei dieser Angst dein vegetatives Nervensystem reagiert. Das vegetative Nervensystem ist das Nervensystem, das wir nicht direkt willentlich beeinflussen können. Es sorgt z. B. dafür, dass wir wie automatisch atmen, es regelt unsere Temperatur, unseren Schlaf-wach-Rhythmus, unsere Verdauung und unseren Blutdruck.

Weil wir dieses Nervensystem nur indirekt z. B. über Meditation oder über die Atmung erreichen können, heißt es auch autonomes Nervensystem. Das heißt: Es macht, was es will. Wenn dieses autonome Nervensystem für uns spürbar „anspringt“, dann haben wir das Gefühl, dass wir keine Macht mehr über uns selbst haben. Es ist, als würden wir den „Grip“ verlieren.

Während deiner Angst fühlst du dich vielleicht, als ob du schwebst. Es ist, als müsstest du dich im Dunkeln bewegen und hättest nur wenig Anhaltspunkte, die dir Orientierung geben. Du kannst noch nicht einmal sagen, wovor du eigentlich Angst hast. Du weißt nur, dass du in diesem Zustand nicht das Haus verlassen möchtest.

> Das Gefühl, nichts mehr im Griff zu haben, fühlt sich besonders unangenehm an.

Das Straßenbahnfahren würde dir Angst machen, vor allem, wenn Betrunkene oder aggressive Menschen mitfahren. Du hast vielleicht Angst, dich mitten auf der Straße oder im Restaurant übergeben zu müssen. Du willst aber auch nicht allein zu Hause bleiben, weil dir das Alleinsein Angst macht. Kommt aber ein anderer, um mit dir zu sprechen, macht dir das vielleicht auch Angst. Es ist, als könnte dich nichts beruhigen. In diesem Fall spricht man auch von „generalisierter Angst“, weil sie sich eben scheinbar auf alles bezieht.

Solch eine Angst wird auch als „namenlose Angst“ bezeichnet (Bion, 1962). Ich finde diesen Ausdruck sehr schön, denn er beschreibt so gut, wie es sich anfühlt. Diese wohl stärkste und unangenehmste Form der Angst geht häufig auf die sehr frühe Kindheit zurück. Säuglinge empfinden diese namenlose Angst, und wenn sie keine Mutter haben, die diese Angst aufnimmt, dann landet sie statt in der Seele der Mutter sozusagen in einem endlosen Raum. Bei der namenlosen Angst fühlt man sich völlig lost in space, verloren im Raum – so, als gäbe es keine Grenzen mehr.

Viele Psychoanalytiker gehen heute davon aus, dass wir uns an frühe Kindheitsereignisse zwar nicht bewusst erinnern können, dass wir uns aber über Körpersymptome und psychische Reaktionen eben doch irgendwie an etwas erinnern, was wir früher schon einmal erlebt haben.

Wenn z. B. ein Baby zu lange von der Mutter allein gelassen wird, dann entwickelt es ganz furchtbare Ängste. Das Baby „weiß“, dass es sterben muss, wenn die Mutter nicht zurückkommt und es füttert. Das Baby spürt in gewisser Weise, wie abhängig es von der Mutter und anderen Erwachsenen ist. Wenn es vergessen wird, dann muss es sterben, denn es kann noch nicht sprechen und sich nicht selbst helfen. Um sich bemerkbar zu machen, kann es einfach nur schreien.

Wenn wir erwachsen sind, sind wir zwar nicht mehr so hilflos, aber wenn wir von starker Angst überfallen werden, dann kann es sein, dass wir uns so hilflos fühlen wie ein Baby. Vielleicht kennst du das Gefühl der Todesangst während einer starken Angstattacke. Du sagst dir selbst, dass das nicht realistisch ist, und auch andere versuchen, dich zu beruhigen. Und doch fühlt sich diese Todesangst so echt an, weil du sie vielleicht schon einmal erlebt hast und dich auf diese Weise an sie „erinnerst“. Du erinnerst dich vielleicht nicht bewusst an eine Szene aus der frühen Kindheit, aber vielleicht an eine Stimmung oder eine Atmosphäre. Du erinnerst dich vielleicht an ein Gefühl des absoluten Verlassenseins oder des Gequältwerdens.

Viele Psychoanalytiker gehen davon aus, dass du dieses schreckliche Gefühl, das du gerade erlebst, vielleicht schon als Baby erlebt hast, bevor du sprechen konntest. Daher fühlt sich diese Angst einerseits so echt an, ist aber andererseits auch so schwer zu fassen. Sie ist manchmal eng mit dem Gefühl verbunden, verrückt zu werden oder zusammenbrechen. Das Bild „Der Schrei“ (1895) von Edvard Munch bildet diese Angst gut ab: Da ist einer ganz einsam, abgeschieden von anderen Menschen, mit der Angst, verrückt zu werden. Niemand scheint ihn zu verstehen.

Ich fand es damals sehr tröstlich, zu entdecken, dass der Psychoanalytiker Donald Winnicott (1974) einen Text geschrieben hat mit dem Titel „Die Angst vor dem Zusammenbruch“. Ich dachte: „Ja, genau so fühlt es sich an: als würde ich gleich zusammenbrechen und als würde gleich nichts mehr gehen.“ Ich war erleichtert zu sehen, dass es zu diesem Gefühl Worte gibt. Das bedeutete ja, dass ich nicht allein damit war und dass man darüber sprechen kann.

Viele Psychoanalytiker gehen davon aus, dass du schreckliche Gefühle, die du gerade erlebst, vielleicht schon als Baby erlebt hast.

Vielleicht hast du während deiner Angstattacken zudem ein Gefühl von Zeitlosigkeit. Auch dieses Gefühl spricht dafür, dass du eine sehr ähnliche Angst schon als kleines Kind empfunden hast, denn kleine Kinder haben noch ein ganz anderes Zeitgefühl. Wenn du daran denkst, wie lang dir die Zeit vom Mittag des Heiligen Abends bis zur Bescherung vorkam, spürst du wieder, wie langsam die Zeit für dich als Kind verging. Wenn wir in Panik, in Schmerz oder in einer Notsituation sind, dann denken wir: „Dieser Moment hört nie wieder auf."

Wir können uns vielleicht nicht vorstellen, dass es jemals wieder besser wird. Es ist ähnlich, wie wir uns im Sommer kaum vorstellen können, dass es im Winter gegen 17 Uhr schon dunkel ist. Ein Baby, das schreit, wenn es Hunger hat oder sich nicht wohlfühlt, kommt vermutlich in einen ähnlich zeitlosen Zustand, in dem es nur noch den momentanen Augenblick gibt.

Wenn Vater oder Mutter längere Zeit nicht auf ihr verängstigtes Kind eingehen, dann gerät das Baby in Todesangst. Das lässt sich an seinem Schreien gut hören. Das Baby findet seinen Zustand unerträglich. Es ist dann „ganz Hunger und ganz Kummer" – es gibt nichts anderes auf der Welt als diesen unerträglichen Zustand der Verzweiflung. Es ist vermutlich, als versinke das Baby in der Zeitlosigkeit.

Wenn du selbst dich in einer Art Zeitlosigkeit untergehen siehst, kann es hilfreich sein, wenigstens vom Kopf her zu wissen, dass die Zeit weitergehen wird. Die Erfahrung zeigt, dass auch die stärkste Angstattacke wieder aufhören wird.

Sobald die schwere Angst aufhört, wirst du wahrscheinlich auch wieder fähig sein zu weinen, was du vermutlich als Erleichterung empfinden wirst. Du fühlst dich wieder bei dir angekommen und hast wieder mehr Kontrolle über dich selbst. Ziel bei der Therapie der Angst ist es, die irrationale Angst ohne Grip in eine Angst mit Grip umzuwandeln. Sigmund Freud (1856–1939), der Begründer der Psychoanalyse, nannte es so: „Wo Es war, soll Ich werden" (Freud, 1933), also vereinfacht gesagt: Wo vorher nur Unbewusstes und Nicht-Steuerbares war, sollen wir uns bewusst darüber werden, was wir fühlen und denken, sodass wir wieder ein handlungsfähiges Ich bekommen.

So findest du Halt in deiner Angst

Wenn du schwere Ängste hast, die du kaum erklären kannst, dann ist es gut möglich, dass diese Angst schon aus deiner Babyzeit stammt, also aus der Zeit, bevor du sprechen konntest. Typisch für diese schweren Ängste ist, dass du kaum sagen kannst, wovor du eigentlich Angst hast. Du hast vielleicht Angst, verrückt zu werden und du hast möglicherweise das Gefühl, es hört nie wieder auf.

Mach dir bewusst, dass du nicht einfach so Angst hast, sondern dass sich die Angst erklären lässt – auch, wenn du das kaum glauben kannst. Vermutlich hast du kurz vor der Attacke etwas gefühlt oder gedacht, was dich an unaushaltbare Zustände aus früheren Zeiten erinnert. Erkenne, dass dein Körper mitreagiert.

> Mach dir bewusst, dass du nicht einfach so Angst hast, sondern dass sich die Angst erklären lässt.

Wenn du dich in der Angst behutsam um deinen Körper kümmerst, ihn also z. B. mit einer Wärmflasche wärmst, dann beruhigst du nicht nur deinen Körper, sondern auch dich in deiner Angst. Halte dich an dem Wissen fest, dass es Hilfe geben wird und dass du irgendwann auch Erklärungen für deine spezielle Angst finden wirst. Wisse, dass dein schwer auszuhaltender Zustand auch wieder aufhören wird.

Wenn Unbewusstes bewusst wird, geht die Angst zurück

Oft sprechen wir von „bewusst“ und „unbewusst“. Doch was ist das Unbewusste überhaupt und warum sollten wir es auf eine gewisse Weise „kennen“?

Bei einer bewussten Angst wissen wir, wovor wir Angst haben und warum. Wenn ich morgen eine Prüfung habe, ist es natürlich, dass ich Angst davor habe. Bei den Ängsten einer Angststörung handelt es sich jedoch um irrationale Ängste, das heißt, es sind Ängste, die sich mit dem Verstand kaum begreifen lassen.

Bei Ängsten, die mit dem Unbewussten zu tun haben, haben wir das Gefühl, dass mit uns etwas geschieht, das wir nicht wollen. Beispielsweise können wir ein Messer auf dem Tisch liegen sehen und bekommen auf einmal die furchtbare Angst, wir könnten das Messer nehmen und damit auf jemanden einstechen. Menschen mit einer Zwangsstörung fühlen sich von solchen Impulsen oft gequält. Wir haben Angst, der Impuls könnte so groß werden, dass wir uns nicht mehr im Griff haben und dann zustechen.

Hier können wir möglicherweise davon ausgehen, dass unbewusste Vorgänge mit im Spiel sind. Unser Unbewusstes enthält oft das Gegenteil von dem, was uns bewusst ist. Bewusst wollen wir niemanden mit einem Messer erstechen. Doch manchmal sind wir vielleicht so wütend auf einen anderen, dass wir ihn in unserer Vorstellung am liebsten umbringen würden. Wenn wir erkennen, dass die Angst, mit einem Messer auf den anderen loszugehen, möglicherweise ein versteckter Wunsch in uns ist, das zu tun, dann bekommen wir eine ganz neue Situation. Wir wünschen uns vielleicht, auf den anderen loszugehen, haben aber gleichzeitig eine große Angst davor, dass wir es wirklich tun könnten. Das ist sehr kompliziert, aber es zeigt: Was wir bewusst nicht wollen (z. B. mit dem Messer auf jemanden losgehen), das wollen wir unbewusst vielleicht schon. Aber wir lassen aus lauter Angst und Scham diesen Gedanken erst gar nicht zu.

Dass unsere bewussten Wünsche, Gedanken und Fantasien oft mit ihrem Gegenteil verbunden sind, spiegelt sich auch in unserer Sprache wider. Im Deutschen haben wir das Wort „umfahren“: Wenn wir es auf der ersten Silbe betonen, heißt es, dass wir einen Gegenstand zum Fallen bringen. Wenn wir das Wort auf der zweiten Silbe betonen, heißt es, dass wir den Gegenstand verschonen, indem wir darum herumfahren.

Wir können unserem Unbewussten auf die Schliche kommen, indem wir uns einmal nach dem Gegenteil befragen. Wenn du also z. B. übergroße Angst davor hast, durch eine Prüfung zu fallen, könntest du dich fragen, was denn der Vorteil davon wäre, wenn du wirklich die Prüfung nicht bestehen würdest. Vielleicht hast du Angst vor Veränderung oder du befürchtest, andere könnten neidisch auf dich sein, wenn du die Prüfung bestehst.

Dass unsere bewussten Wünsche, Gedanken und Fantasien oft mit ihrem Gegenteil verbunden sind, spiegelt sich auch in unserer Sprache wider.

Das klingt vielleicht erst einmal abstrus. Natürlich willst du das „Schlechte“, das „Böse“ und Aggressive nicht bewusst. Aber vielleicht musstest du z. B. aggressive Gedanken von klein auf verstecken. Wenn du fast immer deine negativen Kräfte verstecken musstest, dann waren dir aggressive Gedanken irgendwann nicht mehr bewusst. Deine bewusste Stimme sagt: „Ich will niemanden verletzen“, aber das Unbewusste sagt dir vielleicht: „Ich habe einen wirklichen Hass auf den anderen. Am schönsten wäre es, er wäre tot.“

Natürlich wollen wir nicht böse sein. Das Traurige aber ist, dass wir eben doch auch „böse“ sind, wenn wir uns in die Ecke gedrängt fühlen, wenn wir starken Mangel erleiden, wenn wir uns nicht entwickeln dürfen. Das „Böse“ in uns anzunehmen, ist eine Kunst, aber es ist sehr wichtig, wenn wir von unserer Angst frei werden wollen.

Als ich einmal in einer Klinik arbeitete, setzte sich die Gruppentherapie aus vielen Angstpatienten zusammen. In fast jeder Sitzung mussten zwei oder drei Patienten die Gruppe verlassen, weil ihre Angst unaushaltbar wurde. In einer Stunde jedoch berichtete eine Frau über ihre böse Schwester, die sich immer wieder neue Gemeinheiten einfallen ließ. Die Gruppe entwickelte einen Hass auf diese Schwester und ließ sich viele Dinge einfallen, wie man sich an der Schwester rächen könnte. Sie selbst empfanden sich dabei als „gut", weil sie die Mitpatientin aus ihrer misslichen Lage befreien wollten. Doch die Stimmung war lustvoll-aggressiv aufgeladen. In dieser Stunde musste niemand den Raum verlassen. Die aggressiven Gedanken waren hier erlaubt, und so kam es gar nicht erst zu dem Verbot von Aggression. Niemand musste sich vor seinen eigenen aggressiven Regungen fürchten.

Vielen Menschen mit einer schweren Angststörung geht es besser, wenn man ihrer Wut Raum gibt. Psychologen sagen auch manchmal, die Angst sei nur die Kehrseite der Wut. Wenn dir ein Psychotherapeut oder eine nahestehende Person von außen aggressive Gedanken erlaubt, dann erscheinen sie weniger bedrohlich. Dann kann es sein, dass du dir auf einmal erlaubst zu denken, was du wirklich denkst und fühlst. Und dann spürst du deine Aggression und vielleicht deinen Wunsch, dem anderen mal so richtig zu schaden oder ihn sogar aus deinem Leben zu beseitigen.

Es ist für dich zwar nicht schön zu merken, dass du auch aggressive Regungen in dir hast, aber wenn du sie bemerkst, bekommst du wieder mehr Kontrolle über dich selbst. Wenn du dir dann noch bewusst machst, dass Denken und Tun zwei unterschiedliche Dinge sind, kannst du immer besser ungewollte Gefühle und Gedanken zulassen.

Wenn du jedoch ständig deine Aggressionen, deine „bösen Wünsche" oder auch deine positiven Gefühle ins Unbewusste verdrängst, dann ist dein sogenanntes Über-Ich sehr aktiv. Das Über-Ich ist die moralische Instanz in uns. Manche sprechen heute auch vom „inneren Kritiker". Das Über-Ich sagt dir: „Das Böse darfst du nicht wollen! Das gehört sich nicht." Dein Trieb (auch „Es") genannt, lässt dich aber den Drang spüren. Das Böse braucht auch seinen Platz – doch wohin damit?

Wenn du dir bewusst machst, dass Denken und Tun unterschiedliche Dinge sind, kannst du besser ungewollte Gefühle und Gedanken zulassen.

Wenn dein Gewissen, dein Über-Ich, zu stark wird, dann wird dein vernünftiges Ich sozusagen gequetscht: Von oben, vom Gewissen her, heißt es: „Du darfst nicht" und von unten, aus dem Es, heißt es: „Ich will aber!" Und dann spürst du die Kräfte von oben und unten und fühlst dich selbst ganz klein.

Wenn du dir selbst mehr erlaubst, auf deine Triebe und Aggressionen zu hören, dann musst du sie nicht in den Keller des Unbewussten verschieben. Sie werden dann erst gar nicht so groß. Dein Ich kann sich dann wieder stärker anfühlen, weil du bemerkst, was in dir los ist. Du musst dabei nicht zum „bösen Menschen" werden, der ständig seine Bedürfnisse durchboxen will. Erst einmal reicht es vollkommen, zu erspüren, was in dir los ist. Was du dann damit tust und wie du es in etwas Konstruktives oder Positiv-Kraftvolles umwandelst, wirst du mit der Zeit schon sehen.

Es ist sehr schwer, an sein Unbewusstes heranzukommen. Vieles, was uns bewusst wird, liegt eigentlich schon im „Vorbewussten", so nennen es die Psychoanalytiker. Das Unbewusste heißt „unbewusst", weil es uns eben nicht bewusst ist. Aber wir können auf uns selbst achten und uns beobachten. Wenn wir das Schlechte nicht sofort verdrängen, können wir eher erfassen, was sich da in unserem Hinterkopf abspielt. In unserem inneren Keller schlummern Dinge, die wir nicht wahrhaben wollen. Doch wenn wir offen werden für das Unangenehme, spüren wir zwar mehr Unangenehmes, gleichzeitig aber häufig weniger Angst.

Wir können nicht beweisen, dass es das Unbewusste gibt. Und weil es unbewusst ist, können wir es selbst auch nicht erfassen. Aber wir können bemerken, wenn uns etwas bewusst wird. Wir können dann sagen: „Irgendwie habe ich schon vorher gespürt, dass es da war, aber es war mir nicht so richtig klar."

Sobald man sich mehr erlaubt, genauer auf sich zu achten, wachsen die Erkenntnisse über sich selbst und man gewinnt mehr Kontrolle – auch über die eigenen Ängste. Sobald das Unbewusste bewusst wurde, hört das Automatismus-Gefühl auf. Du kannst dann häufig auch über deine inneren Vorgänge sprechen. Man könnte auch sagen: Die Ängste mit Grip sind die bewussten Ängste, und die Ängste ohne Grip sind die Ängste, die tief aus dem Unbewussten herrühren.

Komm dem Unbewussten auf die Spur – frage nach dem Gegenteil. Fragst du nach dem Gegenteil, wird dir vieles bewusst

Wann immer du vor etwas starke Angst hast, befrage dich nach dem Gegenteil, denn das Gegenteil steckt sozusagen oft im Unbewussten. Wenn du für dich selbst solche Fragen formulierst, findest du vielleicht Worte oder Erklärungen, die dir vorher fehlten. Solche Fragen könnten so aussehen:

- Was ist der Vorteil meiner Angst? Erlaube ich mir nur in der Angst, mich zurückzuziehen und auszuruhen?
- Wünsche ich mir vielleicht genau das, was ich befürchte? Was wäre der Vorteil, wenn das einträte, was ich befürchte?

- Habe ich vielleicht auch irgendwie „Lust“ an meiner Angst? Das ist eine sehr schwierige Frage und man muss sehr ehrlich zu sich sein. Wenn die Angst gerade nicht da ist, kann man manchmal sehr gut darüber sprechen. Dieses Sprechen darüber kann dann fast übertrieben wirken, wenn du versuchst, den anderen deutlich zu machen, wie schlimm es für dich ist. Erforsche dich selbst: Wie erzählst du anderen von deiner Angst und mit welchen Gefühlen tust du es?

Lerne, deine Angst zu beschreiben

Die Angst zu beschreiben, ist nicht leicht und manchmal ist es sogar unmöglich. Allein schon die Situation zu erfassen, in der die Angst auftaucht, ist oft sehr schwierig.

Es gibt typische Situationen, die Angst machen: In einer großen Menschenmenge zu sein, allein auf einem weiten Platz zu stehen oder auf einen Turm zu steigen, macht vielen Menschen Angst. Es gibt jedoch auch sehr spezielle Situationen, die Angst auslösen können. Sie erscheinen oft so unbedeutend, dass du sie kaum benennen kannst. Im Folgenden findest du einige Beispiele solcher kleinen Situationen, die man für unwichtig hält, die aber eine große Rolle bei der Angstentstehung spielen können.

> Die Angst zu beschreiben, ist nicht leicht und manchmal sogar unmöglich.

- **Sich entscheiden müssen:** „Ich stehe im Supermarkt am Obstregal und plötzlich packt mich die Angst“, erzählt eine Patientin. Sie konnte sich nicht entscheiden, welche von zwei Fruchtsorten sie nehmen sollte. Auch kleine Entscheidungsschritte können heftige Angst auslösen: Soll ich nach links gehen oder nach rechts? Will ich noch mal zur Toilette gehen oder schon losfahren? Es gibt viele Gründe, warum du vielleicht so reagierst. Vielleicht musstest du dich als Kind zwischen Mutter und Vater entscheiden? Vielleicht wurdest du oft bestraft und durftest auch nicht den kleinsten Fehler machen? Vielleicht waren deine Eltern jähzornig und du musstest erfassen, wie es ihnen ging?

- **Warten müssen:** „Ich stehe in der Schlange an der Supermarktkasse und habe plötzlich so große Angst, dass ich am liebsten rauslaufen würde", sagt eine junge Mutter. Interessant finde ich hier das Wort „Schlange" – die Schlange macht uns große Angst. Hier könnte die Angst z. B. durch einen sprachlichen Zusammenhang ausgelöst werden. Wenn wir warten, fühlen wir uns oft unwohl. Babys fangen im Auto manchmal an zu schreien, wenn das Auto stehen bleibt. Erst wenn es sich wieder bewegt, können sich die Kleinen beruhigen. Wenn du in der Schlange wartest, fehlt dir vielleicht die emotionale Verbindung zu einem anderen Menschen. Sobald du an der Reihe bist und die Kassiererin dich freundlich anlächelt, geht es dir vielleicht wieder besser. Dein orientierungsloses inneres Kreisen hat nun wieder eine Richtung.
- **Parat sein müssen:** Menschen mit einem angstbedingten Reizdarmsyndrom kennen das besonders gut: Sobald sie pünktlich sein müssen, spielt der Darm verrückt. Vielleicht hattest du als Kind schon Schulangst, weil du es schlimm fandest, zu bestimmten Zeiten in der Schule sein zu müssen. Vielleicht hast du Angst vor dem Versagen deines Körpers. Möglicherweise macht es dir Angst, wenn du beruflich „dran bist" und eine kleine Rede halten musst – das klingt schon wie ein Termin beim Henker. Sobald es auf dich ankommt und du funktionieren musst, bekommst du vielleicht große Angst. Vielleicht fühlst du dich leicht gefangen und von anderen bestimmt. Vielleicht belastet dich auch das Gefühl, du seist ganz allein auf der Welt oder als würde ohne dich nichts gehen.
- **Still sein müssen, während der andere redet:** Manchmal macht es dir vielleicht schon Angst, dass der andere einfach redet. Du hast das Gefühl, still sein zu müssen, und fühlst dich eingeengt. Viel-

leicht macht es dir auch Angst, was der andere sagt, und du weißt nicht, wie du aus der Situation herauskommen sollst. Der andere wirkt vielleicht wie ein Magnet, der dich nicht loslässt, bis er aufgehört hat zu reden.

- **Etwas schaffen wollen:** Manchmal haben wir das Gefühl, wir müssten sterben, wenn wir etwas nicht schaffen. Es ist, als hinge alles daran, diesen einen bestimmten Schritt zu schaffen, den wir uns vorgenommen haben. Wenn es dir auch so geht, hast du vielleicht oft die Erfahrung gemacht, dass du nicht gelassen wurdest. Es gab vielleicht viele Verbote oder deine Eltern haben dich an deiner Entwicklung gehindert. Wo ein Hindernis liegt, wird unser Wille oft sehr stark, aber auch die Angst, es nicht zu schaffen, wächst.
- **Im Verkehr sein:** Sehr viele Menschen haben im Straßenverkehr Angst. Sie haben Angst, zu Fuß die Straße zu überqueren oder Auto zu fahren. Hier hilft es, unsere Sprache zu untersuchen: Auch der Sexualverkehr heißt „Verkehr“. Möglicherweise werden wir an sexuelle Ängste erinnert, wenn wir im Straßenverkehr sind. „Verkehrt“ ist auch ein anderes Wort für „falsch“. Vielleicht fühlen wir uns im Straßenverkehr daran erinnert, wie es ist, etwas falsch zu machen.

In diesen und vielen anderen Situationen kann es für dich hilfreich sein, dich genau zu beobachten und mit deiner Sprache zu spielen. Was fühlst du, wenn du bestimmte Worte hörst? Die Assoziationen, die du zu bestimmten Worten hast, zeigen dir einen wertvollen Weg.

Der Psychoanalytiker Christopher Bollas (2019) beschreibt, wie er in englischer Sprache einmal eine schizophrene Patientin behandelte. Diese Patientin hatte urplötzlich das beängstigende Gefühl, da sei ein Drache (dragon) in ihrer Nähe. Zuerst fiel dem Analytiker keine Lösung dazu ein. Dann aber bemerkte er, dass er im Satz zuvor die Worte drag on benutzt hatte, was auf Deutsch so viel heißt wie „sich hinziehen, sich in die Länge ziehen“. Die Patientin hatte die getrennten Worte drag on in ihrer Psyche zu dem einen Wort dragon zusammengezogen, was ihr Angst machte. Allein über die Analyse der Worte ließ sich die plötzliche Angst der Patientin also erklären.

Welche speziellen Ängste fallen dir noch ein? In welchen Situationen gerätst du regelmäßig in Angst? Versuche, es einmal aufzuschreiben, und schau, welche Bedeutung einzelne Worte in verschiedenen Zusammenhängen haben können.

Phobie, Furcht und generalisierte Angst

Eine Phobie ist eine starke Angst, die sich auf etwas Spezielles bezieht. Phobos ist das griechische Wort für Angst. Wenn sich die Phobie auf etwas Äußeres bezieht, dann können wir weglaufen, z. B. bei einer Spinnenphobie. Wenn sie sich auf etwas Inneres bezieht, leiden wir Qualen, weil wir eben nicht weglaufen können. Es gibt z. B. die Angst, zu schlafen (Hypnophobie), die Angst vor Herzversagen (Herzphobie) oder die Angst vor dem Erbrechen (Emetophobie). Alle möglichen Phobien in uns bedrohen uns besonders dann, wenn wir nicht weglaufen können. Während wohl die meisten Menschen Angst vor dem Tod und dem Sterben haben, ist die Qual bei einer Angststörung oft so groß, dass man das tägliche Leben kaum noch genießen kann.

> Eine Phobie ist eine starke Angst, die sich auf etwas Spezielles bezieht.

Phobien können – ebenso wie andere Angststörungen – in Zusammenhang mit speziellen Erfahrungen stehen, die wir vielleicht schon als Kinder gemacht haben und die uns innerlich überforderten. Eine weit verbreitete Phobie ist die Spinnenphobie. Hier wird in der Verhaltenstherapie oft geübt, die Nähe von Spinnen immer besser zu ertragen. Doch auch, wenn wir unsere Spinnenphobie verstehen können, kann die Angst nachlassen – ganz ohne Üben. Ich erinnere mich an drei Patientengeschichten, die ich sehr spannend fand. Hier wurde deutlich, wie die Spinnenphobie entstand. Allein dadurch, dass die Betroffenen neue Zusammenhänge sahen, ließ die Spinnenphobie bei ihnen nach. Sie erzählten:

- „Irgendwann begriff ich, dass ich nicht Angst vor der Spinne hatte, sondern Angst vor der Wand, über die sie lief. Meine Mutter schwieg mich immer an wie eine Wand. Es war schrecklich."
- „Im Auto hangelte sich eine Spinne vom Rückspiegel ab – dachte ich zuerst. Dann sah ich, dass ein Radrennfahrer hinter mir war und sich im Rückspiegel abbildete. Er war so athletisch, hatte ganz dünne Beine, er bewegte sich schnell und elegant. Zu dieser Zeit war ich auf Partnersuche und hatte schreckliche Angst davor. Ich glaube, dieser Mann im Rückspiegel erinnerte mich daran."
- „Als ich eines Tages zufällig sah, dass meinem Kind Schamhaare gewachsen waren, erschrak ich sehr. Ich dachte zuerst, da wären Spinnen auf meinem Kind. Da bemerkte ich, wie sehr Schamhaare und Haare den Spinnen ähneln."

Angst und frühes Trauma: Psychotische Ängste

„Ich habe so eine Angst, verrückt zu werden!", sagen viele, die an einer schweren Angststörung leiden. Sie meinen damit häufig, dass sie Angst haben, so zu werden wie die schwerstkranken Menschen in der Psychiatrie. Sie befürchten, mit den Händen am Kopf schreiend durch die Gegend zu laufen, ohne Halt zu finden. Sie befürchten, sich nicht mehr auf ihre Sinne verlassen zu können und Halluzinationen zu erleiden. Sie haben schlichtweg Angst, eine Psychose zu bekommen.

Als Psychose werden psychische Störungen bezeichnet, bei denen zeitweise der Kontakt zur Realität verloren geht. Das heißt, die Betroffenen sehen – klassisch gesprochen – „weiße Mäuse". Sie sind überzeugt davon, dass da weiße Mäuse sind, und niemand kann sie vom Gegenteil überzeugen. Wer weiße Mäuse sieht, hat optische Halluzinationen.

Menschen mit einer Psychose leiden häufig auch unter akustischen Halluzinationen, also z. B. unter Stimmenhören: Sie haben den Eindruck, dass ihnen Stimmen von außen etwas zuflüstern. Häufig erscheinen die Stimmen drohend oder befehlend. Die Angst, die die Betroffenen dabei empfinden, ist unterschiedlich ausgeprägt, jedoch sind Psychosen oft mit extrem starken Ängsten verbunden.

Bei einer Panikattacke spürt der Betroffene, dass er sehr starke Ängste hat, die mit starken körperlichen Reaktionen einhergehen. Er kann z. B. Durchfall bekommen, was von dem Gefühl begleitet wird, nicht mehr „ganz dicht“ zu sein. Diese starken Reaktionen sind oft begleitet von dem Gefühl, die Kontrolle zu verlieren und verrückt zu werden. Meistens jedoch werden die Menschen, die Angst haben, „verrückt“ zu werden, nicht wirklich verrückt. Das heißt, sie bleiben mit einem Bein noch immer in der Realität, auch wenn sie massive Ängste verspüren. Es ist also dann eigentlich korrekter, von psychosenahen Ängsten zu sprechen, jedoch werden die Begriffe „psychotische Ängste“ und „psychosenahe Ängste“ oft gleichwertig verwendet.

> Menschen mit einer Psychose leiden häufig auch unter akustischen Halluzinationen.

Die meisten Menschen kennen psychosenahe Ängste aus ihren Alpträumen. Es besteht ein sehr starkes Angstgefühl, aber die Angst kann kaum beschrieben werden. Es sind diffuse Ängste, bei denen sich die Betroffenen irgendwie verfolgt fühlen oder bei denen sich Grenzen auflösen. Vielleicht hattest du auch schon einmal die Angst, dass ein anderer dir aus der Ferne mit bösen Gedanken schaden könnte. Diese Angst ist besonders unangenehm, weil dann scheinbar kein Schutz mehr besteht – die Mauern des Hauses oder die Haut als Grenze des Körpers scheinen dann nicht mehr wirksam zu sein.

Zu den psychosenahen Ängsten gehört auch die Angst, in sich selbst wie in ein schwarzes Loch zu fallen oder nicht mehr klar denken zu können. Es besteht vielleicht die diffuse Angst, von einem anderen oder von irgendetwas „Bösem“ verschlungen zu werden. Auch die Angst, ewig in der Hölle verdammt zu sein, kann so eine psychosenahe Angst sein.

Die psychosenahe Angst ist vergleichbar mit Gruselfilmen, in denen der Zuschauer das Böse schon ahnt, aber noch nicht fassen kann. Psychosenahe Ängste sind manchmal mit einem Grundgefühl der Gewissheit verbunden. Es erscheint dem Betroffenen, als würde er eine lebensbedrohliche Gefahr erkennen, die niemand sonst erkennt. Solche schweren Ängste lassen sich meiner Erfahrung nach am besten im Kontakt mit einem anderen Menschen bannen – dabei muss man den anderen noch nicht einmal gut kennen. Allein der Kontakt kann ausreichen, um wieder Halt zu finden.

In einer Psychoanalyse ist es möglich, dem Analytiker die Angst genau zu schildern und sie vielleicht sogar in der Stunde zu spüren. Typisch ist oft, dass während so einer Angstattacke nicht geweint werden kann. Erst wenn die Angst vorübergeht, kommen die Tränen der Erleichterung.

> Schwere Ängste lassen sich meiner Erfahrung nach am besten im Kontakt mit einem anderen Menschen bannen.

Häufig haben schwere Ängste mit traumatischen Erfahrungen aus der frühesten Kindheit zu tun. Was uns im vorsprachlichen Bereich passierte, können wir nur noch gefühlsmäßig erahnen, aber nicht konkret erinnern. Häufig sind Menschen betroffen, deren Grenzen missachtet wurden und die Gewalt erfahren haben. Manche Mütter sagen

Sätze wie: „Du bist für mich wie aus Glas" oder „Der liebe Gott sieht alles". Kleinen Kindern kann das schreckliche Angst machen, denn sie haben das Gefühl, keinen eigenen inneren Raum zu haben. Doch einen inneren Raum zu haben, ist wichtig – nur so kann man sich innerlich einmal zurückziehen.

Der „innere Raum" ist etwas, das wir manchmal spüren können, wenn wir uns in uns selbst geborgen fühlen. Wir spüren in unserem inneren Raum, was für uns wahr ist und was nicht. In unserem inneren Raum können wir nachdenken. Man spricht auch von einem „Denkraum". Zu unserem inneren Raum gehören auch die Vorstellungen, die wir von anderen Menschen haben. Wir fühlen uns vielleicht geborgen, wenn wir das Gefühl haben, ein geliebter anderer Mensch ist uns ganz nah, auch wenn er gerade nicht konkret nah ist.

Wenn wir so einen inneren Raum haben, ist es uns auch möglich, uns von anderen Menschen – und insbesondere von der Mutter – zu trennen. Es ist ähnlich wie in der Realität: Wenn wir ein eigenes Haus, einen eigenen Wohnraum haben, dann müssen wir nicht mehr im Haus des anderen wohnen, um ein Dach über dem Kopf zu haben.

Doch viele Menschen mit einer schweren Angststörung müssen erst einmal ihren inneren Raum weiterentwickeln – oft ist er nur sehr klein. Vielen geht es besser, sobald sie emotional erfahren, dass sie eine eigene Grenze haben und dass ihr Nein akzeptiert wird. Ganz banal geht es manchen Betroffenen sogar dann schon besser, wenn sie sich bewusst ein eigenes Zimmer einrichten, in dem sie die Tür schließen können. Auch kann es bereits hilfreich sein, seinen Körper bewusst einzucremen, um die eigene Grenze zu spüren, die unser Körperinneres von der Außenwelt trennt.

Was kann ich bei psychosenahen Ängsten tun?

Da psychotische Ängste oft mit den Themen „Grenze“ und „Trennung“ zu tun haben, kann es hilfreich sein, sich mit dem Thema „Abgrenzung“ zu beschäftigen. Alles, was die eigenen Körpergrenzen stärkt, wie z. B. Sport, hilft. Studien konnten zeigen, dass körperliche Aktivität auch die Symptome einer Schizophrenie reduzieren kann (Rosenbaum et al., 2014). Auch wenn wir etwas essen, wird uns bewusst, dass wir einen Innenraum haben: Wir können etwas in uns „hineintun“. Unterschiedliche Nahrungsmittel lösen dabei unterschiedliche Gefühle aus.

> Alles, was die eigenen Körpergrenzen stärkt, wie z. B. Sport, hilft.

Eine anthroposophische Freundin sagte mir einmal, dass Schokolade das Ich wieder an den Körper binde. So fühlt es sich aus meiner Sicht auch an. Schokolade empfinden viele oft als sehr hilfreich, wenn sie spüren, dass sie „bröckelig“ werden und sich Ängste anbahnen. Auch der Rückzug in das eigene Zimmer, in die eigene Arbeit oder unter die eigene Bettdecke kann hilfreich sein, um den eigenen inneren Raum wieder besser zu spüren. Das, was das Ichgefühl stärkt, wie z. B. der Einsatz der Muskeln beim Sport, kann psychotischen Ängsten entgegenwirken. Oft hilft es auch, Kontakt mit Freunden oder Freundinnen aufzunehmen und ein emotionales Band herzustellen. Lass einige von ihnen wissen, worunter du leidest, und sprich mit ihnen, wenn es dir nicht gut geht.

Panikattacken in der Nacht

Das Kapitel „Panikattacken in der Nacht“ ist dasjenige, das am häufigsten auf meinem Blog (www.medizin-im-text.de) gelesen wird. Nicht selten finde ich morgens Kommentare vor, die nachts um 2 Uhr geschrieben wurden und die ungefähr so lauten:

„Ich werde fast immer gegen 2 Uhr morgens wach und merke, wie von unten etwas in mir aufsteigt. Es ist wie ein Bohren. Ich versuche noch, mich zu beruhigen, doch die Unruhe erreicht meinen Magen, mein Herz und meinen Kopf. Und dann merke ich: Jetzt ist diese Panik wieder da. Ich muss dann aufstehen, sonst werde ich verrückt. Ich habe jedes Mal aufs Neue das Gefühl, ich müsste sterben." Die Schreiberin fühlt sich unfähig, irgendetwas dagegen zu tun. Sie schreibt weiter: „Ich zittere am ganzen Leib und habe Angst, ich muss sterben."

Was so aussieht wie ein Phänomen unserer Zeit, lässt sich aber auch schon in alten Schriften finden, z. B. im „Parzival" von Wolfram von Eschenbach, entstanden um 1200: „So überhäuft' ihn Ungemach, bis er vor Angst und Kümmernissen entsetzt emporfuhr aus den Kissen. Ihm schwitzten Adern und Gebein, durchs Fenster brach der Tag herein." (Parzival V, 245)

Der Arzt, der sagt, dass man daran nicht stirbt, hilft nur wenig. Und der Zweifel an der Aussage ist berechtigt: Panikattacken belasten den Kreislauf enorm. Studien haben gezeigt, dass Panikattacken mit einem erhöhten Risiko für eine koronare Herzkrankheit zusammenhängen können (z. B. Walters et al., 2008).

Wenn du das liest, bekommst du vielleicht noch mehr Angst. Doch ich glaube, der größte Schutzfaktor in dieser Sache ist Wissen. Du bist dabei, einen Weg heraus aus dem Dilemma zu finden und du kannst den Stress, den du bei Panikattacken erlebst, durch eine gesunde Lebensweise ausgleichen. Dazu wirst du manchmal viel Disziplin und Zeit brauchen, aber du wirst auch spüren, wie sich eine konsequent gesunde Lebensweise positiv auf deine Ängste auswirkt. Auch hypochondrische Ängste, also Ängste vor Krankheiten, können etwas nachlassen, wenn sich dein gesundheitlicher Zustand insgesamt verbessert.

Doch warum kommen Panikattacken gerade in der Nacht zustande? Wenn abends die Außenwelt ruhig wird, der beruhigende Alltag sich schlafen legt, dann wird es in uns selbst wieder lauter. Es ist dasselbe Phänomen, das wir auch von der Meditation kennen: Sobald wir versuchen, zu meditieren, wird die innere Unruhe manchmal unaushaltbar.

> Auch hypochondrische Ängste können etwas nachlassen, wenn sich dein gesundheitlicher Zustand insgesamt verbessert.

Viele Menschen mit einer Angststörung wollen nicht meditieren, weil es in ihrem Inneren sehr laut und unruhig wird, sobald sie versuchen, sich der Ruhe hinzugeben. Alle Sorgen und Gedanken, die man am Tage noch mühevoll zurückdrängen konnte, kommen nachts mit aller Wucht zurück. Sie scheinen geradezu überwältigend. Besonders zwischen 2 oder 3 Uhr morgens wirkt alles wie unter einer Lupe. Unsere Probleme scheinen nicht mehr lösbar zu sein. Wir denken und denken und kommen nicht heraus aus unserer Schleife. Wir fühlen die Ausweglosigkeit auch körperlich, und die Angst scheint Macht über uns zu ergreifen.

Wichtig ist es, sich klarzumachen, dass die nächtliche Stunde natürlicherweise wie ein Vergrößerungsglas wirkt. Unsere Empfindsamkeit wächst, aber vielleicht lassen wir uns auch leichter täuschen. Ich vergleiche diese erhöhte Sensibilität in der Nacht gerne mit der hohen Empfindsamkeit unserer Zunge. In der Zunge liegen die Sinneszellen so dicht nebeneinander, dass uns kleinste Krümel sehr viel größer erscheinen, als sie in Wirklichkeit sind. Damit will uns unsere Zunge vor Gefahren schützen, doch sie gaukelt uns auch etwas vor: Die Dinge sind nicht so groß, wie wir sie empfinden. Das gilt sowohl für die Zunge als auch für unseren körperlich-seelischen Zustand nachts um 2 Uhr. Wir können ziemlich sicher sein, dass das Problem, das uns nachts zu überwältigen scheint, am nächsten Morgen zumindest etwas kleiner wirkt.

Wenn es dunkel wird, dann gewinnt unser Unbewusstes mehr Raum. Wenn wir träumen, sehen wir Bilder und erleben Gefühle, die wir tagsüber gerne verdrängen. Nachts können wir unserer inneren Wahrheit kaum noch ausweichen. Es wird uns klar: Hier ist ein Problem.

Nicht selten werden Menschen nachts von Panikattacken gequält, wenn sie in einer Überforderungssituation stecken. Wenn du gerade eine Ausbildung oder ein Studium begonnen hast und nicht mehr zu Hause wohnst, bist du stärker auf dich allein gestellt. Vielleicht hast du große Zweifel, ob dieser Weg der richtige für dich ist. Diese Gefühle der Überforderung und des Zweifels verstärken sich nachts. Vielleicht überlegst du aber auch, dich von deinem Partner oder deiner Partnerin zu trennen. Vielleicht sorgst du dich, eine schwere Krankheit zu haben, oder du hast große Geldsorgen. Es gibt tausend Gründe, die dich nachts in die Angst treiben können.

Wenn es dunkel wird, dann gewinnt unser Unbewusstes mehr Raum.

Besondere Aufmerksamkeit solltest du auch deinem Körper schenken. Frage dich: „In welcher Körperhaltung lag ich im Bett, als ich plötzlich mit Angst aufwachte?“ Es kann nämlich sein, dass dich die eigene Körperhaltung triggert, also dass sie dich an etwas Unangenehmes erinnert. Wenn du z. B. als Kind geschlagen wurdest oder wenn du eine medizinische Behandlung über dich ergehen lassen musstest, dann hattest du eine bestimmte Körperhaltung. In der Nacht liegst du vielleicht genau in dieser Körperhaltung im Bett.

Unsere Binnenwahrnehmung ist nachts besonders stark, und so kann die nächtliche Körperhaltung uns besonders stark an etwas Vergangenes erinnern. Wenn du schläfst, sind deine Muskeln in bestimmten Phasen gelähmt, was dich an Ohnmachtserfahrungen und Schwäche erinnern kann. Du kennst das wahrscheinlich aus deinen Träumen:

Vielleicht hast du schon einmal von ganz viel Wasser geträumt, das die Wände hinunterlief. Im Traum drohte eine Überschwemmung. Du wurdest dann wach und hast festgestellt, dass deine Blase voll war und du schnell zur Toilette laufen musstest. Im Schlaf hast du deine volle Blase registriert und deine Sinne haben dir dazu starke Traumbilder geliefert. Es ist im Traum ein Bild der Katastrophe, wenn das Wasser von den Wänden hinunterläuft, aber wenn du wach bist und merkst, dass du „nur" Wasser lassen musst, dann ist die Erleichterung groß. Die tiefensensiblen Rezeptoren deiner Blasenwand haben dir im Schlaf ein eindrückliches Bild geliefert.

Nachts ist zudem der Hormonhaushalt im Vergleich zum Tag verändert: Wir haben nachts viel Melatonin in uns, ein Schlafhormon, das bei Dunkelheit ausgeschüttet wird. Zwischen 2 und 4 Uhr morgens erreicht die Melatoninkonzentration ihren Höhepunkt in unserem Blut. Melatonin entsteht aus dem Glückshormon Serotonin.

Des Weiteren ist der Cortisolspiegel nachts sehr niedrig. Cortisol ist ein Stresshormon, das in der Nebenniere gebildet wird und entzündungshemmend wirkt. Es liegt den Tag über 24 Stunden gesehen in verschiedenen Konzentrationen vor. Nachts ist der Cortisolspiegel niedrig, sodass sich Entzündungsprozesse stärker zeigen können: Bei Allergikern juckt die Haut, bei Fibromyalgie und Gelenkschädigungen verstärken sich die Schmerzen, bei Heuschnupfen kommt es zum Niesanfall. Wir fühlen uns insgesamt unwohler, was die Angst verstärken kann.

Auch unsere Geschlechtshormone unterliegen einem Rhythmus, sodass Frauen insbesondere vor ihrer Regel oder auch in den Wechseljahren verstärkt unter Ängsten leiden (Pacchierotti et al. 2004).

Zu nah dran, zu weit weg?

Auch Fragen zur Nähe-Distanz-Regulation können Ängste auslösen. Vielleicht teilst du mit deinem Partner oder deiner Partnerin das Bett und fühlst dich eingeengt, aber du traust dich nicht, dir einen eigenen Schlafplatz einzurichten, weil du befürchtest, ihn oder sie mit deinem Wunsch nach mehr „Eigenraum" zu kränken. Vielleicht aber wachst du auch nachts einsam auf, weil du niemanden hast. Die nächtliche Einsamkeit kann uns an die überwältigende Einsamkeit erinnern, die wir als Baby empfanden, wenn wir nachts aufwachten und ohne Eltern waren.

Nachts erscheinen alle Empfindungen und Fragen größer. „Ich hatte nachts oft Angst, dass da in der Ferne meine Mutter sitzt und mir etwas Böses will. Ich dachte tatsächlich, sie könnte mir aus der Ferne diese Angstattacke schicken, um mich zu quälen", erzählt eine Patientin. Nachts ist das Gefühl, dass wir eine Grenze haben, manchmal reduziert und wir fühlen uns, als könnten andere leichter in uns eindringen und etwas mit uns machen. Doch so überwältigend die Angst uns nachts auch erscheint: Wir können uns mit vielen Kleinigkeiten Gutes tun.

> Nachts erscheinen alle Empfindungen und Fragen größer.

TIPPS BEI PANIKATTACKEN IN DER NACHT

- Wenn du mit Panikattacken nachts aufwachst, beobachte einmal, in welcher Körperhaltung du aufgewacht bist. Woran erinnert dich das?
- Frage dich, ob du etwas geträumt hast – was könnte es bedeuten? Schreibe deinen Traum auf und lies ihn dir vielleicht am nächsten Vormittag noch einmal durch. Was fällt dir dazu ein?

Auch spekulative und „verrückte" Gedanken können dir zur Selbsterkenntnis verhelfen. Durch die Auseinandersetzung mit deinen Träumen können Panikgefühle mit der Zeit nachlassen. Doch auch hier bedarf es der Geduld – also lass dich nicht entmutigen, wenn du einige Male so vorgehst und keinen Unterschied bemerkst.

- Steh ruhig auf, verändere deine Körperhaltung. Sorge für frische Luft.
- Alles, was deinem Körper jetzt guttut, tut auch deiner Seele gut. Ein heißer Kakao oder Tee, eine heiße Dusche oder eine Wärmflasche können Wunder wirken. Auch paradoxe Dinge können helfen: Wenn dich der Geruch von Espresso entspannen lässt, kannst du dir auch mitten in der Nacht einen Espresso zubereiten. Hier kannst du kreativ werden und ausprobieren, was dir hilft.
- Achte auf deine Körperspannung und versuche bewusst, angespannte Körperteile loszulassen oder Körperteile mit wenig Spannung etwas anzuspannen. Schon kleinste Bewegungen können dir helfen, einen Unterschied zu spüren. Sehr hilfreich finde ich hier die Anleitungen der dänischen Körperpsychotherapeutin Merete Holm Brantbjerg, die in ihren Videos zeigt, wie klein die Körperbewegungen sein können, um traumabedingte Angstgefühle zu reduzieren.
- Akut kann es helfen, dein Gehirn auf andere Wege zu bringen, also ein kniffliges Kreuzworträtsel zu lösen, Sudoku zu spielen oder Vokabeln einer neuen Sprache zu lernen.
- Alles, was Struktur bietet, kann das aufgeregte Gehirn beruhigen, z. B. Kinderbücher, Zeichentrickfilme oder einfache Comics. Wenn du siehst: „Der Himmel ist blau, das Gras ist grün, der Hund läuft freudig auf Frauchen zu", dann kann das einen beruhigenden Effekt haben.
- Wenn du mit jemandem sprechen möchtest und niemand erreichbar ist, kannst du rund um die Uhr die Telefonseelsorge (Kontakt siehe S. 183) anrufen oder anmailen.

Thought-Action-Fusion: Die Angst vor Denken und Tun

Ein ganz kniffliger Grund für deine Angst kann darin liegen, dass du Denken und Tun zu wenig unterscheiden kannst. Das mag zunächst abwegig klingen, aber du kennst es bestimmt.

Wenn wir innerlich angespannt sind, dann wollen wir diese Spannung entladen, z. B. indem wir unruhig die Beine bewegen oder die Hände aneinanderreiben. Manchmal gehen wir auch einfach joggen. Jedenfalls brauchen wir Bewegung, wenn wir angespannt sind. Sigmund Freud (1911) hat dazu gesagt, dass wir eine „motorische Abfuhr" benötigen.

Entlastung erfahren wir aber nicht nur durch körperliche Bewegung, sondern auch durch Denken und Sprechen. Wenn du etwas Ärgerliches erlebt hast, erzählst du deiner Freundin davon. Du sprichst dann wahrscheinlich sehr viel und kannst kaum aufhören zu erzählen. Wenn dich nachts die Sorgen plagen, dann grübelst du viel. Du denkst nach. Dieses gedankliche Suchen nach Lösungen ähnelt der körperlichen Bewegung. Wir sprechen auch von „Gedankengängen" und wir „spielen" in Gedanken noch einmal alles durch.

Wenn wir innerlich angespannt sind, wollen wir diese Spannung entladen.

Wenn wir sehr angespannt sind und dann an der Bewegung, am Denken und am Sprechen gehindert werden, meinen wir, wir müssten platzen. Der Blutdruck steigt und unser Körper zittert. Körperliche und geistige Aktivität hängen eng zusammen: Beides hilft uns, etwas zu verarbeiten. Sobald wir allein sind und etwas Muße zum Nachdenken oder Spazierengehen haben, kann die Anspannung nachlassen.

Wir machen täglich die Erfahrung, dass wir erst etwas denken müssen, um es in die Tat umzusetzen. Stell dir vor, du hättest dich gerade von deinem Partner oder deiner Partnerin getrennt. Dann bist du ja nicht einfach so von ihm weggegangen, sondern du hast dir vorher sehr viel überlegt. Irgendwann hast du gemerkt: „Es geht nicht mehr." Dann hast du darüber nachgedacht, wie eine Trennung vonstattengehen könnte, und bist schließlich gegangen. Das heißt, deine Gedanken haben schließlich zu deiner Tat geführt. Das war ein sinnvoller Vorgang. Nun kann es aber sein, dass du deine Trennung bereust. Vielleicht hast du das Gefühl, du hättest dich voreilig getrennt. Vielleicht befürchtest du dann, dass du deine Gedanken generell zu schnell in die Tat umsetzen könntest.

Wie schnell Gedanken in Taten umgesetzt werden, hängt davon ab, wie groß unser innerer Spielraum ist. Wenn uns etwas in den Sinn kommt, dann können wir es uns noch mal durch den Kopf gehen lassen, bevor wir handeln. Wie gut wir das können, hängt besonders stark damit zusammen, wie wir aufgewachsen sind. In vielen Familien fehlt es oft an Worten. Den Familienmitgliedern fällt es schwer, auszudrücken, was in ihnen vorgeht. Häufig besteht Geldnot. Die Anspannung ist groß und der Drang, etwas zu verändern, ist stark. So werden Gedanken rasch in die Tat umgesetzt. Da geben die Eltern schnell mal eine Ohrfeige oder die Wut macht sich in lautem Geschrei Luft. Oft fehlt es an der Fähigkeit, warten zu können. Die Not ist so groß, dass man nicht auf morgen warten kann. Wichtig ist z. B., dass das Geld durch einen Job heute reinkommt. Es ist für viele Menschen sehr schwierig, erst lange zu lernen, bis es endlich einen größeren Verdienst gibt.

Wenn es gelingt, diesen Kreislauf zu durchbrechen, kann sich viel verändern. Wenn Eltern ruhig bleiben können, nehmen Kinder dieses ruhige Denken-Können in sich auf. Die Kinder lernen: Ich darf mir alles Mögliche denken, aber ich muss es nicht in die Tat umsetzen. Ich kann das Gedachte auch wieder verwerfen. Ihre Gedanken sind sicher wie auf einer Spielwiese. Psychologen sagen auch: Diese Menschen sind in einem „Als-ob-Modus“. Es ist ihnen klar, dass sie gerade nur denken oder spielen. Bis etwas umgesetzt wird, kann es dauern – oder aber es wird gar nicht in die Tat umgesetzt. Zwischen der Gedankenwiese und der Tat befindet sich sozusagen ein Zaun. Diese Grenze muss bewusst überschritten werden, damit aus dem Gedanken eine Tat wird.

Wenn wir innerlich nur wenig Raum haben, dann sind die Übergänge zwischen Gedanken und Taten relativ fließend. Eine Patientin sagte mir: „Ich darf nicht daran denken, dass es mir alleine vielleicht besser gehen könnte als in meiner Beziehung. Denn wenn ich das denke, bin ich schon so gut wie weg.“ Ein anderer Patient hat sich in eine Kollegin verliebt und verlässt Hals über Kopf seine Familie, weil er es wichtig findet, „seinen Gefühlen zu folgen“. Solche Erfahrungen zeigen, wie eng Denken und Tun zusammenhängen können.

> Damit aus dem Gedanken eine Tat wird, muss bewusst eine Grenze überschritten werden.

Auch magisches Denken hängt hiermit zusammen. Stell dir vor, du bist auf deine Schwester sehr neidisch, die sich ständig Urlaube leisten kann. Wirst du danach gefragt, wie es ihr geht, sagst du vielleicht: „Es geht ihr sehr gut! Ich hoffe, sie hat sich noch kein Bein gebrochen – Klopf-auf-Holz!“ Du merkst auf einmal, wie neidisch du auf deine Schwester bist. Kurz wünschst du ihr Böses, aber du versteckst den Wunsch, sie möge sich ein Bein brechen, ganz geschickt, indem du sagst: „Ich hoffe, sie hat sich noch kein Bein gebrochen.“ Dann erschrickst du vor deinen aggressiven Gedanken und willst sie rückgängig machen. Schnell schiebst du eine Formel hinterher: „Klopf-auf-Holz“, sagst du und hoffst, dass es deiner Schwester nun weiterhin gut geht. Wenn abends dann ein Anruf käme, dass sich deine Schwester heute ein Bein gebrochen hätte, dann würdest du vielleicht denken, dass dein Wunsch diesen Beinbruch bewirkt hätte.

In Psychotherapien mit Menschen, die an schweren Ängsten leiden, wird immer wieder deutlich: Sie trauen sich kaum, zu denken. Unbewusst glauben sie, dass das, was sie denken, gleich wahr wird oder sogar schon geschehen ist. Dadurch verbieten sie sich sehr viele Gedanken und Gefühle. Sie engen sich innerlich ein. Schon kleinste Regungen von Aggressionen machen ihnen große Angst.

Vielleicht erkennst du das alles ein bisschen wieder. Es ist sehr kompliziert und eigentlich muss man diese Zusammenhänge bei sich selbst erfahren, damit sie wirklich verständlich werden. Doch du kannst einmal über diese Dinge nachdenken und darauf achten, wo du dabei bist, dich gedanklich einzuschränken.

Schon durch diese Selbstbeobachtung kann dir klarer werden, wann du deine Gedanken und Gefühle für gefährlich hältst. Vielleicht findest du dann den Mut, dir diese Gedanken und Gefühle einmal zu erlauben. Wenn du dich darin ein wenig übst, wirst du mehr und mehr feststellen, dass du innerlich alles Mögliche denken darfst, ohne dass es bedeutet, dass es äußerlich gleich wahr wird.

TIPP: SO KANNST DU DENKEN UND TUN BEWUSSTER TRENNEN

- Schaffe dir innerlich einen großen Denkraum. Stell dir eine Spielwiese vor, die durch einen Zaun geschützt ist. Stell dir vor, dass du auf dieser Wiese alles denken und fühlen darfst, was du willst, ohne dass es draußen, hinter dem Zaun, Wirklichkeit wird.

- Mach dir bewusst, dass du auch einen Verstand hast und dass du nicht dazu verdammt bist, deinen Impulsen und Gefühlen sofort zu folgen.
- Übe dich im Warten. Schau, was mit deinen Gedanken und Gefühlen passiert, wenn du sie eine Weile lang aushältst. Vielleicht spürst du dann, wie sie auch wieder vergehen.

Der Diagnosen-Salat

Wenn du schon eine Therapie gemacht hast oder in einer Klinik warst, dann hast du vielleicht schon eine Diagnose bekommen. Diagnosen werden meistens nach einem Katalog gestellt, der „Internationale Klassifikation von Krankheiten" heißt (International Classification of Diseases, ICD). Eine typische Diagnose für eine Angststörung lautet hiernach z. B. F41.0 = Panikstörung oder F41.1 = Generalisierte Angststörung.

Vielleicht hat dir ein Psychotherapeut oder eine Psychotherapeutin auch erklärt, dass du eine Zwangsstörung oder eine Depression hast und die Angststörung nur eine Folge dieser „eigentlichen" Störungen ist. Möglicherweise hast du aber auch die Diagnose „Instabile Persönlichkeitsstörung, impulsiver Typ (Borderline)" oder „komplexe posttraumatische Belastungsstörung (kPTBS)" erhalten – hier finden sich schwere Angststörungen ganz besonders häufig. Am stärksten sind Ängste häufig bei Psychosen ausgeprägt.

Vielen Betroffenen geht es so, dass sie in verschiedenen Kliniken, von verschiedenen Ärztinnen und Therapeuten unterschiedliche Diagnosen erhalten. „Was habe ich denn nun?", magst du dich fragen. Manche sind auf der Suche nach „der" Diagnose, die alles erklärt. Oder sie hoffen, dass ein bestimmtes Medikament bei einer bestimmten Diagnose besonders gut helfen kann. Manchmal wird auch eine Aufmerksamkeitsstörung im Erwachsenenalter diagnostiziert, was viele Betroffene erneut hoffen lässt. Doch nach der ersten Erleichterung, endlich einen Namen für die eigene Störung gefunden zu haben, geht die Suche oft weiter.

Welche Diagnose du bekommen hast, hängt unter anderem davon ab, welche Ausbildung und wie viel Erfahrung der Arzt oder die Psychologin hat, bei der du in Behandlung bist. Beispielsweise sind Psychiater vom Grundberuf her Ärzte – ihre Ausbildung sieht anders aus als die Ausbildung von Psychologen, obwohl sich beide nach einer Extra-Ausbildung am Ende „Psychotherapeuten" nennen. Wenn Psychotherapeuten jahrelang in einer Traumaklinik gearbeitet haben, vergeben sie vielleicht eher eine Traumadiagnose als Psychotherapeuten, die in einer psychosomatischen Klinik tätig waren.

Die Psyche lässt sich nicht objektiv in eine Schublade stecken. Grobe „Diagnosen" kann jeder stellen: Der Kollege, der immer pünktlich auf die Minute zur Arbeit kommt und seine Bleistifte stets ordentlich sortiert, ist wahrscheinlich „zwanghaft". Menschen, die nicht gerne mit dem Aufzug fahren, haben wahrscheinlich eine „Klaustrophobie". Wir merken, wenn jemand abwesend, in sich verschlossen oder hyperaktiv ist.

> Die Psyche lässt sich nicht objektiv in eine Schublade stecken.

Vielleicht bist du schon einmal einem Psychologen begegnet und hattest direkt das Gefühl, er könne dich durchschauen. Sei ganz beruhigt: Das kann er nicht. Er müsste erst lange mit dir sprechen, etwas aus deiner Kindheit und über deine aktuellen Probleme erfahren, damit er vielleicht grob einschätzen könnte, worunter du leidest. Es gibt auch zahlreiche psychologische Tests, mithilfe derer Psychotherapeuten versuchen, eine Diagnose für einen Patienten oder eine Patientin zu finden. Doch wer hat etwas davon?

In Wirklichkeit ist es doch so, dass du eine eigene Geschichte hast, die nur du so hast. Du hast deine Kindheit und Jugend auf eine spezielle Weise erlebt, du hattest einzigartige Umstände, bist mit einem bestimmten Temperament zur Welt gekommen und du hast deine spezielle Art, mit Problemen umzugehen und mit anderen zu kommunizieren.

Du hast als kleines Kind eine einzigartige Beziehung zu deiner Mutter, deinem Vater und zu deinen Geschwistern gehabt. Vielleicht warst du aber auch ein Einzelkind. Alles aus deiner Vergangenheit hat dich geprägt und dich zu einem einzigartigen Menschen gemacht. Du kannst schauen, worunter du am meisten leidest, und dann kannst du andere Menschen finden, die sich ähnlich fühlen und mit denen du dich darüber austauschen kannst.

Als Psychotherapeutin würde ich sagen, dass Diagnosen nie mehr als einen groben Anhaltspunkt liefern können. Sie können uns einige Hinweise geben und eine Idee davon, ob jemand schüchtern, narzisstisch, extrovertiert, ängstlich oder sonst etwas ist. Diagnosen können der Krankenkasse anzeigen, dass es sinnvoll ist, eine Therapie zu finanzieren.

Doch über dich selbst und deine dir eigenen Ängste, Hoffnungen, Wünsche und Ziele können sie nicht wirklich etwas aussagen. Daher kann ich dir nur raten, Diagnosenamen nicht allzu wichtig zu nehmen. Wenn sie dir helfen, dich zu orientieren, mögen sie gut sein. Aber lass dich nicht davon verwirren, ärgern oder festlegen. Auch bei schwierigen Diagnosen (z. B. Persönlichkeitsstörung, Borderline, Psychose) besteht Grund zur Hoffnung. Du hast deinen eigenen inneren Kompass, und wenn du lernst, über deine Ängste und Bedürfnisse nachzudenken und zu sprechen, dann wirst du auch die Therapien, Menschen, Ausbildungen, Berufe oder Orte finden, die du brauchst, damit es dir gut geht.

Die strukturelle Reife bestimmt die Angst mit

Vielleicht hast du schon einmal den unschönen Begriff „niedriges Strukturniveau“ gehört. In der Psychologie wird versucht, die Reife eines Menschen insgesamt zu beschreiben, indem man sein Strukturniveau zu beschreiben sucht.

Mit Strukturniveau ist unter anderem gemeint, wie gut das Über-Ich (das Gewissen), das Ich (der Steuermann) und das Es (der Trieb) eines Menschen aufeinander abgestimmt sind. Beispielsweise gibt es Menschen, die fast kein Schuldgefühl empfinden können – sie werden häufig auch als Psychopathen bezeichnet. Ihr Über-Ich, also ihr Gewissen, ist extrem schwach.

Andere Menschen haben so starke Triebe (also ein starkes Es), dass sie sie kaum zurückhalten können. Beispielsweise sind ihre Aggressionen so groß, dass sie Gewalt anwenden, ohne sich stoppen zu können. Die Strukturen von Über-Ich, Es und Ich arbeiten also nicht gut miteinander zusammen.

> Mit Strukturniveau ist u. a. gemeint, wie gut das Über-Ich, das Ich und das Es eines Menschen aufeinander abgestimmt sind.

Wie „reif“ ein Mensch in seiner Persönlichkeit ist, lässt sich manchmal recht leicht, manchmal aber auch nur schwer erfassen. Das ist ein sensibles Kapitel, denn kein Mensch möchte „unreif“ sein. Daher schauen wir uns einmal die Extrempunkte an:

Da ist der drogenabhängige Junkie am Bahnhof, der selbst sehr schwache Eltern hatte, eine geringe Schulbildung hat und sich kaum ausdrücken kann. Auf der anderen Seite haben wir gebildete Menschen – sie sind emotional intelligent, beziehungsfähig und haben oft einen hohen sozialen Status. Dann gibt es – um im Klischee zu bleiben – sehr narzisstische Menschen. Sie sind zwar mitunter hochgebildet und beruflich in hohen Positionen, jedoch gelten sie als unmenschlich, herzlos und auf gewisse Weise als „dumm".

Das Problem ist, dass sich Menschen im Grunde nicht so leicht einteilen lassen. Auch unter Drogenjunkies am Bahnhof gibt es hochbegabte Menschen, und unter den hochgebildeten Menschen finden sich Menschen mit schwersten frühen Traumata, die als Kinder Verwahrlosung und Gewalt erlebten. Die Wirklichkeit sieht also so aus, dass wir in uns selbst verschiedene Reifegrade vereinen. Wir können vielleicht ohne Mühe eine Rede vor einer Gruppe halten, aber wir schaffen es nicht, dem Partner oder der Partnerin Nein zu sagen, wenn uns etwas zu viel wird. Vielleicht spüren wir manchmal „Inseln der Unreife" in uns, wo wir uns fühlen wie ein Kleinkind. Nichts von unserem Erwachsenendasein scheint mehr da zu sein, wenn die „unreife Insel" in uns aktiv ist.

Wir können äußerlich sehr reif sein und beruflich viel Erfolg haben, aber innerlich in Panik geraten, wenn wir daran denken, dass uns eine engere Beziehung „droht". Vielleicht können wir als Freiberufler perfekt arbeiten, geraten aber in einem Anstellungsverhältnis in Schweißausbrüche, weil wir uns durch die Zwänge so eingeschnürt fühlen. Vereinfacht kann man sagen: Psychisch sehr reife Menschen haben „reifere" Ängste als psychisch geschwächte Menschen, die nur wenige Chancen hatten, sich aus kindlichen Zuständen herauszuentwickeln.

So finden sich psychotische Ängste oder psychosenahe Ängste eher bei strukturell schwachen Menschen. Sogenannte neurotische Ängste wie z. B. die Angst, schon für kleine „Unperfektheiten" bestraft zu werden, sind eher reifere Ängste, die uns nicht so stark übermannen und die wir irgendwie noch handhaben können.

Wir alle haben reifere und unreifere Anteile in uns. Wir alle kennen wohl neurotische Ängste, aber auch existenzielle, tiefgreifende und fast nicht zu beherrschende Ängste. Wichtig ist es, dass wir selbst für unsere verschiedenen Innenwelten offen sind und dass wir verstehen, warum wir uns manchmal ganz gut beruhigen können und manchmal gar nicht. Alles, was unserer Entwicklung insgesamt dient, kann auch so manche Angst reduzieren und uns dabei helfen, dass aus dem „krankhaften" Leiden ein „normales" Leiden wird.

Wir alle haben reifere und unreifere Anteile in uns.

Medikamente: Ja oder nein?

Angstattacken sind häufig richtig schlimm. „Eine Panikattacke ist für mich viel schlimmer als ein körperlicher Schmerz", sagt eine Patientin. Die Versuchung, dieses schreckliche Gefühl schnell zu beenden, ist groß. Manche greifen dann zu Beruhigungsmitteln, die teilweise sogar süchtig machen können.

Ein sehr bekanntes Medikament ist Tavor, das dem Namen nach schon an das lateinische Wort pavor, schreckliche Furcht, erinnert. Der Wirkstoff ist Lorazepam. Medikamente, die auf „-zepam" enden, sind dem klassischen Beruhigungsmittel Valium nahe verwandt. Der Wirkstoff von Valium heißt Diazepam. Durch diese Medikamente kann die Angst recht schnell aufhören, doch der Nachteil ist, dass diese Medikamente rasch süchtig machen. So züchtet man sich dann auf Dauer ein weiteres Problem heran: Zur Angst kommt die Medikamentensucht hinzu.

Viele Psychiater verschreiben daher heute oft andere Beruhigungsmittel wie z. B. den Wirkstoff Promethazin. Auch geringe Dosierungen von Medikamenten, die bei Psychosen eingesetzt werden, können bei Angststörungen hilfreich sein. Schließlich können auch Antidepressiva schwere Ängste lindern.

Viele Betroffene wünschen sich jedoch eine Bewältigung ihrer Angst ohne Medikamente. „Ich will mich immer klar fühlen können", sagt eine Betroffene. Der Vorteil beim Verzicht auf Medikamente ist, dass man seine Angst leichter als Kompass nutzen kann. Wenn ich mich schlechter fühle oder besser fühle, dann weiß ich, dass keine Medikamente im Spiel sind, die meinen Zustand beeinflussen. Ich kann mich dann klarer fragen: Hat mir dieser oder jene Kontakt gutgetan? Hat eine bestimmte Tätigkeit Angstgefühle in mir ausgelöst? Wir können mit etwas bewusster Übung immer besser spüren, was uns hilft und was nicht. Das geht unter einer Medikation auch, aber meiner Erfahrung nach funktioniert diese Orientierung ohne Medikamente besser.

Viele Betroffene lernen heute, dass zu guter Selbstfürsorge auch gehört, relativ früh ein Schmerzmedikament oder ein Psychopharmakon einzunehmen. Ich sehe das etwas anders: Ich glaube, dass Schmerzen oder psychische Belastungszustände wichtige Zeichen sind, die einen tiefen Sinn haben. Ich selbst arbeite gerne damit und mag das Gefühl, selbstwirksam zu sein. Obwohl ich gerade als Studentin sehr schwere Panikattacken erlitten habe, war es mir immer wichtig, ohne Medikamente auszukommen und mich selbstwirksam zu fühlen. Ich gebe zu, dass ich eher einseitig für Psychotherapie ohne Medikamente plädiere. Jedoch ist es so, dass jeder für sich selbst mit der Zeit herausfindet, wie er selbst mit seiner Situation am besten zurechtkommt. Hier gibt es kein Falsch oder Richtig, sondern nur individuelle Antworten.

Wir können mit etwas bewusster Übung immer besser spüren, was uns hilft und was nicht.

Hypnose gegen Angst?

Viele Patienten fragen mich, ob Hypnose ihre Angst lindern könnte. Manche vermuten, dass ihre Ängste aus der tiefsten Vergangenheit stammen. Sie sehnen sich fast danach, einen Auslöser in der Vergangenheit festzumachen, der die Ängste ein für alle Mal erklären könnte.

Unter Hypnose stellen sich viele etwas sehr Tiefgreifendes vor. Viele meinen, dass durch die Hypnose unbewusste Schichten erreicht werden könnten. Beeindruckt von Beiträgen über Hypnose in den Medien, haben viele die Hoffnung, dass die Hypnose rasch zu einer Verringerung des Leidens führen könnte.

Meiner Erfahrung nach ist das nicht so. Es mag sein, dass recht eingegrenzte Ängste wie z. B. Prüfungsangst, Lampenfieber, Flugangst oder eine Spinnenphobie gut auf eine Hypnosebehandlung ansprechen. Ich habe jedoch noch niemanden mit einer schweren Angststörung gesehen, dessen Ängste dauerhaft durch Hypnose behoben worden wären.

Ein weiteres Problem besteht darin, dass es bei der Hypnose um Entspannung, Vertrauen und in gewissen Grenzen um die Aufgabe von Kontrolle geht. Bei der Hypnose sollte man sich vertrauensvoll auf den Hypnotiseur einstellen können. Doch das ist vielen Betroffenen nicht möglich, insbesondere dann nicht, wenn sie durch die Eltern früh traumatisiert wurden.

Mutter und Vater waren als Kind unsere engsten Bezugspersonen. Wenn wir sie als Angreifer erlebt haben, dann macht uns die vertrauensvolle Nähe zu einem anderen Menschen oft selbst Angst. In der unbewussten Fantasie wird der Hypnotiseur dann selbst als Täter oder Angreifer erlebt. Die Betroffenen merken dies recht schnell, indem sie nicht zu hypnotisieren sind, wie manche sagen, oder indem sie sich die ganze Zeit latent unwohl fühlen.

Die Hypnose hat etwas „Schwebendes“ und erinnert an Zustände, die „ohne Grip“ sind. Zwar behält der Hypnotisierte letzten Endes die Kontrolle über das Geschehen und über sich selbst – dennoch können die Ähnlichkeiten zum Schlaf, zum Kontrollverlust und zum Ausgeliefertsein bei der Hypnose so groß sein, dass sie dem Betroffenen nicht guttun.

Wenn du allerdings neugierig bist, probiere Hypnose ruhig aus. Es gibt – wie überall – sehr gute und weniger gute Hypnosetherapeuten, und vielleicht hilft dir dieses Verfahren, weil du dabei auch lernst, dich selbst zu hypnotisieren. „Hypnose“ bedeutet ja nicht mehr, als sich selbst in einen Trancezustand zu bringen.

Viele haben viel zu große Vorstellungen von der Hypnose. Wenn du verträumt aus dem Fenster schaust und diesen kurzen Augenblick der Ruhe genießt, dann ist das auch schon eine Art „Mini-Hypnose“. Im Trancezustand bist du entspannt und fühlst dich wohl.

Solche Zustände kannst du also auch selbst herstellen, indem du z. B. bewusst etwas genießt, für einige Momente in die Sonne blinzelst oder dir eine schöne Landschaft anschaust. Das leichte Verträumtsein kommt der Hypnose sehr nahe. Übrigens hat sich die Psychoanalyse aus der Hypnose heraus entwickelt. Der Analytiker lauscht seinem Patienten verträumt, während der Patient im Liegen auf der Couch alles sagt, was ihm so einfällt. Daher ist die Psychoanalyse so etwas wie eine „Meditation zu zweit“.

> Wenn du neugierig bist, probiere Hypnose ruhig aus.

Nicht wenige Menschen mit einer Angststörung haben die Sorge, etwas Wichtiges zu verpassen, wenn sie die Hypnose nicht ausprobieren. Diese Sorge brauchst du aus meiner Sicht nicht zu haben.

Kann ich meine Angst heilen oder lerne ich nur, mit ihr umzugehen?

„Du wirst nur lernen, mit deiner Angst umzugehen – heilen lässt sie sich nicht“, hörte ich oft, als ich mit meiner Angststörung Hilfe suchte. Immer war ich über diese Aussage enttäuscht: Hatte ich doch schon lange erfolglos versucht, mit ihr umzugehen. Ich wollte sie weghaben.

Aus heutiger Sicht würde ich sagen, dass es sich mit der Angst verhält wie mit dem Trauma: Ich kann geheilt sein, ohne geheilt zu sein. Ich fühle mich geheilt, weil ich über lange Zeiträume fast ganz frei bin von der „krankhaften“ Angst. Ich kann mich dem Leben mit und ohne Angst wirklich widmen. In herausfordernden Lebensphasen falle ich öfter in Angstzustände hinein und es ist dann manchmal, als hätte ich keinen einzigen Tag Psychotherapie gemacht. Wenn die Angst kommt, ist es immer wieder ganz neu, immer wieder wie das erste Mal.

Aber ich habe nun die Gewissheit, dass jeder Angstmoment einen Sinn hat, sich verstehen lässt und auch wieder vergeht. Und ich habe heute die Fähigkeit, mich selbst zu beruhigen. Da ist nun etwas in mir, das leichter einen „Grip“ an diese Angst bekommt. Ich kann eine Beziehung zu einem anderen Menschen aufnehmen, die nun wirkungsvoll ist. Sobald ich das emotionale Band zum anderen fühle, lässt die Angst nach.

Als ich noch nicht geheilt war, fehlte dieses Gefühl des emotionalen Bandes. Auch die verlässlichere Beziehung zu meinem Körper gibt mir Sicherheit, sodass ich leichter wieder in den Zustand finden kann, in dem ich mich in mir geborgen fühle. Ich fühle mich schneller „energetisch“ wiederhergestellt. Das gelingt, indem ich innehalte, die Wärme suche oder bestimmte Yogaübungen mache, bei denen ich einzelne Muskelgruppen und meinen Atem sehr gut spüren kann. Ich weiß auch: Wenn ich jetzt eine Grippe bekäme, würde die Angst bei mir nachlassen oder ganz vergehen.

> Ich habe die Gewissheit, dass jeder Angstmoment einen Sinn hat, sich verstehen lässt und auch wieder vergeht.

Eine körperliche Belastung kann die „Angst ohne Grip“ von der Seele fernhalten, so scheint es mir oft. Ich habe gelernt, mich bei Angst nicht mehr „anzustrengen“. Vor der Psychoanalyse habe ich versucht, an mir herumzuwerkeln, um die Angst wegzubekommen. Ich habe meine Abwehrmechanismen eingesetzt und mich gewehrt gegen die Angst. Heute weiß ich, dass es besser ist, die Angst zuzulassen.

Das liest man überall. Ich meine aber, dass es leichter möglich ist, die Angst zuzulassen, wenn man eine haltgebende Psychotherapie oder Psychoanalyse gemacht hat. In der Psychoanalyse „hält“ der Therapeut oder die Therapeutin die Angst mit und „verdaut“ sie. Während ich in meinen Psychoanalysestunden Angst hatte, wusste ich, dass der Analytiker da ist und diese Angst bei mir beobachten und mitfühlen kann. Er lief nicht weg. Und er konnte mitunter eine erleichternde Erklärung für die Angst finden. So erfuhr ich, dass die Angst kein unheimliches, zusammenhangloses Gebilde ist, sondern von einem anderen Menschen miterfahren und verstanden werden kann.

Diese Erfahrung, die ich unzählige Male in der Analyse gemacht habe, macht das Baby bei seiner Mutter: Das Baby ist beunruhigt und die Mutter beruhigt es, indem sie unreife psychische Elemente in reife Elemente umwandelt. Das Baby kann noch nicht sprechen und in Worten denken. Die Mutter kann das Erleben des Babys erfahren und Worte dafür finden. Sie kann das Baby aktiv durch Wärme, Bewegung, Nahrung und Wickeln beruhigen.

Dieses Wechselspiel nimmt das Baby so lange in sich auf, bis es sich irgendwann selbst beruhigen kann. So ist es auch nach einer Psychotherapie: Ich kann als Patientin gute Erfahrungen bei meinem Therapeuten machen. Wenn ich dann mit mir alleine bin und Angst habe, denke ich an meinen Therapeuten. Ich gehe dann so mit mir selbst um, wie der Therapeut es tun würde.

Je reifer ich werde und je weiter diese gute Entwicklung geht, desto mehr verblasst der Therapeut in der Vorstellung wieder. Ähnlich wie man beim Autofahren irgendwann nicht mehr über Bremse und Gas nachdenken muss, so wird die Selbstberuhigung zu einer Art Automatismus.

Solange diese Erfahrung fehlt, ist es schwer, die Angst zuzulassen, denn wenn es noch keine innere verstehende Kraft gibt, dann fühlt es sich an, als würde die Angst das schwache Ich überschwemmen. Es überwiegt das „Sich-Wehren“. Und ich glaube, dass dieses Sich-Wehren selbst beruhigend sein kann. Schließlich bedeutet Sich-Wehren auch, sich zu schützen. Die Muskeln werden angespannt und man versucht, die Situation zu kontrollieren oder ihr zu entkommen. Das sind die Mittel, die man hat, bevor die Heilung einsetzt.

> Irgendwann wird die Selbstberuhigung zu einer Art Automatismus.

Das Traumatische, das ich erlebt habe, ist nicht mehr rückgängig zu machen. Der Schaden ist da. Ich werde vielleicht immer das Gefühl haben, schwache Wurzeln zu haben. Aber ich fühle mich dennoch auf eine Art geheilt. Denn ich habe gelernt, fruchtbare Beziehungen herzustellen, also Beziehungen, die zu dem Gefühl der emotionalen Verbindung und Beruhigung führen. Ein Baum mit schwachen Wurzeln kann von anderen Bäumen mitversorgt werden, so weiß man heute.

Dadurch, dass ich gelernt habe, Beziehungen so herzustellen, dass ich mich nicht mehr verloren und einsam fühle, fühle ich mich stärker in einem Zusammenhang mit den anderen. Auch innerlich kann ich besser Zusammenhänge herstellen zwischen dem, was ich denke und fühle, und dem, was außen passiert oder passiert ist. Dadurch fühlt sich das Leben sinnvoller und weniger einsam an. Und dadurch bin ich weniger anfällig für die Angst.

Tiefe Einsamkeit und schwere Angstzustände können jedoch jederzeit auch bei mir wieder auftauchen und mich verzweifeln lassen. Doch ich kann mich selbst besser beobachten, ohne wegzulaufen. Meine Wurzeln bleiben vielleicht schwach. Doch Psychoanalyse und Yoga haben meinen Stamm gestärkt und meine Wurzeln geschmeidiger gemacht, sodass sie die „Nährstoffe“, die von außen kommen, besser aufnehmen können.

„Und wie kannst du als Psychotherapeutin anderen helfen, wenn du selbst Angst hast?“, werde ich manchmal gefragt. Patienten spüren genau, ob ein Psychotherapeut mit ihnen wirklich mitfühlen kann oder ob er nur sagt: „Ich verstehe.“ Es ist für Patienten eine heilsame Erfahrung, zu bemerken, dass der Therapeut emotional bei ihnen ist. Aber sie spüren auch, wenn ihnen der Therapeut schon einige Schritte voraus ist. Es geht auch um die Frage, wie sehr man sich von der Angst beeindrucken lässt. Angst ist ein zutiefst menschliches

Gefühl. Wer sie beobachten kann und zu nutzen weiß, betreibt eine Art kunstvolles Handwerk. Was einem Patienten Angst macht, muss mir als Therapeutin keine Angst machen und umgekehrt.

Angst entsteht oft im Zusammensein. Wenn in einer Therapiesitzung sowohl Patientin als auch Therapeutin Angst haben, kann das auf den ersten Blick erschreckend sein. Doch das Wissen darum, dass Angst als Kompass genutzt werden kann, hilft dabei, die Angst zu verstehen und sie aufzulösen. Worte dafür zu finden, ist ein erster Schritt. Mithilfe der Sprache können Ängste kanalisiert werden.

So ähnlich die Angstgefühle von Menschen mit Angststörungen auch sind: Jeder hat seine eigenen Lebenserfahrungen gemacht und bei jedem verhält es sich mit der Angst anders. Was mir selbst geholfen hat, hilft einem anderen Menschen vielleicht gar nicht. Für die Entdeckungsreise über das Angstmeer müssen die Segel jedes Mal neu gesetzt werden. Vielen hilft es, zu merken, dass der Therapeut oder die Therapeutin das Dunkle kennt, dass sie es erforscht haben und jetzt spürbar zuversichtlich sind. Wer die eigene Angst überwinden kann, glaubt daran, dass auch andere Menschen aus ihren schweren Ängsten finden können. Dieses Zutrauen spürst auch du und es stärkt dich.

Das Wissen darum, dass Angst als Kompass genutzt werden kann, hilft, die Angst zu verstehen und sie aufzulösen.

SCHRITT 2: ERFAHRE BERUHIGUNG DURCH SINNLICHKEIT

Dich selbst zu beruhigen ist eine Kunst, die du erlernen kannst. Sie gibt dir Sicherheit, sodass du dich freier bewegen kannst

Warum kann mich nichts beruhigen?

Wenn du mitten in der Angst steckst, hast du vielleicht manchmal das Gefühl, dass nichts auf der Welt dich beruhigen kann. Wenn Freunde versuchen, dich zu beruhigen, macht dich das möglicherweise noch unruhiger. Woher kommt das?

Ich denke, es kommt daher, dass dir möglicherweise die Erfahrung von ausreichend beruhigendem „Containment" fehlt. Containment ist ein psychoanalytischer Ausdruck, der besagt, dass Gefühle, die wir haben, von anderen Menschen gehalten, verstanden und beruhigt werden können. Den Ursprung hat das Containment in der Babyzeit. Hier geht es fast um nichts anderes, als dass die Mutter ihr Baby anregt und wieder beruhigt. Sie findet das richtige Maß zwischen Beruhigung und Anregung für ihr Baby.

Die Mutter ist hierbei immer noch die wichtigste Person, denn das Baby hat neun Monate in ihrem Bauch verbracht und erfuhr bereits hier erste Prägungen. Während der ersten Lebenswochen ist es auch heute noch hauptsächlich die Mutter, die dem Baby am nächsten steht und die meiste Zeit mit ihm verbringt.

Auch andere nahe Bezugspersonen wie der Vater, die Großeltern oder Geschwister haben einen großen Einfluss auf das Baby. Da die Mutter-Kind-Beziehung jedoch in der frühen psychischen Entwicklung so besonders wichtig ist, spreche ich in diesem Buch hauptsächlich von ihr.

Dem Vater kommt die Rolle des Haltgebenden und Strukturierenden zu. Der Vater schützt die enge Zweierbeziehung von Mutter und Kind, aber er sorgt auch für eine gesunde Trennung der beiden. Er spielt für die psychische Entwicklung des Kindes ebenfalls eine enorme Rolle – gerade bei Menschen mit einer schweren Angststörung zeigt sich oft, dass der Vater als schützender Dritter zu wenig anwesend war. Etwas vereinfacht gesagt: Wenn das Baby allein mit der Mutter ist und den Vater nicht spürt, dann spürt es auch, dass es keinen Ausweg gibt – es merkt dann, dass es vollkommen von der Mutter abhängig ist. Und das beunruhigt das Kind. Ist die Mutter selbst sehr gestresst, dann gelingt es ihr nur schwer, ihr Baby zu beruhigen.

> Die Mutter-Kind-Beziehung ist in der frühen psychischen Entwicklung besonders wichtig.

Wenn das Kind älter ist und in einer sehr belasteten Familie aufwächst, gibt es vielleicht „viel Lärm um nichts“, viel Aufregung und wenig Verständnis. Oft herrscht große Unruhe in den gestressten Familien – und das erschüttert auch das Nervensystem des Kindes.

Als Kinder haben wir die Erfahrungen mit der Mutter verinnerlicht. Sie wurde sozusagen zu unserem eigenen „Container“. Wenn wir Angst haben, dann versuchen wir, uns selbst zu beruhigen. Das klappt gut, wenn wir ein gutes Vorbild hatten und wenn wir schon als Kind die Erfahrung gemacht haben, dass uns die Mutter, der Vater und andere Menschen beruhigen konnten. Wenn uns diese Erfahrung zu sehr fehlt, dann laufen wir sozusagen wie ein rohes Ei durch die Welt. Es ist, als würde uns unsere Hülle fehlen oder als wäre unsere Schale ganz dünn. Wir haben dann kaum das Gefühl, einen inneren Raum zu haben, in dem unsere Gefühle gehalten werden.

Wenn du eine Psychotherapie machst, dann übernimmt der Psychotherapeut die Aufgabe des Containers: Du erzählst ihm, wie es dir geht, und der Psychotherapeut nimmt es auf, versucht es zu verstehen und spricht mit dir darüber. Da Sprache etwas Bewusstes ist, bekommst du das Gefühl von „Grip“.

Wenn du alleine bist, kannst du dir den Psychotherapeuten vorstellen. Du kannst dir vorstellen, wie er dich verständnisvoll anblickt, wie er über dich nachdenkt und bei dir bleibt, wenn du dich ängstigst – ohne dass er dir zu nahe kommt. Diese Zweierbeziehung kannst du zunehmend fühlen, auch wenn sie real nicht da ist. Es ist, als würdest du in dir sozusagen ein funktionierendes Container-System aufbauen, wenn du häufig genug gutes Containment erfährst.

Wenn du dich also nur mühevoll selbst beruhigen kannst, kann das daran liegen, dass du zu wenig gute Beziehungen hattest, in denen du verstanden wurdest. Wenn wir z. B. alkoholkranke Eltern hatten, dann fanden wir keinen Halt in ihnen, sondern nur etwas Schwammiges, das nicht richtig mit uns in Kontakt treten konnte. Wenn du Eltern hattest, die Probleme nicht so gut in Worte fassen konnten, dann konnte über vieles nicht gesprochen werden – vielleicht reagierten deine Eltern einfach nur schnell und harsch, wenn du etwas gemacht hast, was sie nicht verstehen konnten.

Es kann aber auch sein, dass du Eltern hattest, die vieles verleugnet haben. Du hast vielleicht erkannt, dass dein Vater zu viel Alkohol trinkt, aber deine Mutter sagt: „Ach Quatsch, das bildest du dir nur ein." Du hast vielleicht auch weitere Probleme erkannt – vielleicht hast du ein verstorbenes Geschwister, vielleicht ging einer deiner Eltern fremd oder vielleicht gab es große Geldsorgen.

Wenn diese oder ähnliche Probleme, die du spüren konntest, immer heruntergeredet wurden, dann wuchs in dir das Gefühl: „Moment mal! Hier stimmt doch was nicht!" Du hast die Erfahrung gemacht, dass du umso skeptischer sein musstest, je mehr deine Eltern versuchten, dich zu „beruhigen". Eigentlich wollten sie dir in ihrer Angst ausreden, dass deine Wahrnehmung richtig war. Die vermeintliche Beruhigung war in Wirklichkeit ein Nicht-wahrhaben-Wollen von Problemen, die du aber genau spüren konntest.

Und während einer Angstattacke ist es ähnlich: Du kannst die grausame Angst spüren, aber die anderen stehen draußen und verstehen dich vielleicht nicht. Vielleicht entsteht in dir ein Gefühl von schrecklicher Gewissheit. Du magst so etwas denken wie: „Ich spüre genau, dass ich eine schlimme Krankheit habe." Vielleicht fühlst du dich verfolgt oder meinst zu spüren, dass dir jemand aus der Ferne etwas Böses will. Das sind sehr starke Ängste, mit denen du dich vielleicht absolut allein fühlst. Nur du spürst sie und kein anderer scheint dir zu glauben. Das macht dir dann noch mehr Angst.

Ich finde, dass diese Situation sehr gut in dem Gedicht „Der Erlkönig“ von Goethe wiedergegeben wird: Der Junge, der in den Armen seines Vaters liegt, spürt genau, dass da etwas Böses kommt. Doch der Vater wiegelt ab – er sagt dem Jungen, dass er sich nur etwas einbilde und dass es bald Gelegenheit geben werde, etwas Schönes zu spielen. Am nächsten Morgen liegt der Junge tot in den Armen des Vaters. Er hatte also recht gehabt: Die Gefahr, die er gesehen hatte, war nicht eingebildet, sondern sie hat ihn sogar umgebracht.

> Wenn du dich mit sehr starken Ängsten allein fühlst und kein anderer dir zu glauben scheint, macht dir das noch mehr Angst.

Viele Gelehrte haben versucht, dieses Gedicht zu deuten. Ich hörte einmal die Deutung, dass der Junge daran verstarb, dass er nicht gehört wurde und der Vater ihn nicht ernst nahm. Diese Deutung empfinde ich als sehr einleuchtend.

Vielleicht spielen hier zudem vorsprachliche Erinnerungen eine Rolle. Wir können uns nicht bewusst an die Zeit erinnern, bevor wir sprechen konnten. Doch viele Eindrücke waren sehr stark. Wir spüren manches vielleicht bis heute, doch es fehlen uns die Worte. Und für vieles, was uns geschehen ist, haben wir keine Zeugen. Daher rührt vielleicht das Gefühl, dass niemand uns glauben kann, aber dass wir absolut sicher sind.

Wenn wir solche Zusammenhänge in einer Psychotherapie finden, dann gelingt es uns immer besser, uns selbst zu beruhigen. Zwar haben wir vielleicht immer noch keine konkreten Antworten auf unsere Fragen, aber wir haben ein Narrativ gefunden, also eine Erzählung, die stimmen könnte. Wir lernen in der Psychotherapie das Gefühl kennen, dass da jemand ist, der uns ernst nimmt und mit uns auf die Reise in unsere Innenwelt geht. Dieses Gefühl gibt uns mehr und mehr Sicherheit.

Nicht immer muss es eine Psychotherapeutin sein, bei der wir all dies lernen. Wenn wir Glück haben, können wir so etwas auch in einer engen Freundschaft, in einer guten Partnerschaft oder bei einem Musiklehrer oder einer Yogalehrerin lernen. Zwar können wir vielleicht auch einiges alleine lernen, z. B., indem wir in uns selbst eine gute innere Stimme finden und Gedichte lesen, doch leichter ist es, wenn wir eine Beziehung eingehen, die uns wirklich guttut.

Wenn Ängste sehr schwer sind, lassen sie sich auf Dauer am besten durch eine gute (therapeutische) Beziehung lindern. Das Vertrackte dabei ist manchmal, dass genau die Menschen, die die stärksten Ängste haben, am misstrauischsten gegenüber anderen Menschen sind. Das heißt für dich vielleicht, dass es umso länger dauern kann, bis du Hilfe suchst und findest, je länger und stärker du unter deinen Ängsten leidest. Der Schritt hin zur Hilfe ist ganz gewaltig. Doch in dir ist ein Kompass, der dir sagen wird, ob du bei dem richtigen Menschen gelandet bist oder ob du lieber noch weitersuchen möchtest. Irgendwann findet jeder das, was er sucht, wenn er nur nicht aufhört, zu suchen.

Wenn Ängste sehr schwer sind, lassen sie sich auf Dauer am besten durch eine gute (therapeutische) Beziehung lindern.

Finde gute Bücher, gute Musik und gute Menschen

„In meiner letzten Kur bin ich manchmal mit anderen in die Dorfkneipe gegangen. Aber einer war dabei, der studierte Theologie und der ging mit mir mal in die Kirche. Er erklärte mir die Fensterbilder, und auf einmal fand ich das so schön! Das erste Mal in meinem Leben habe ich ganz bewusst gesehen, wie gut man sich in so einem Raum fühlen kann“, erzählte mir eine Patientin in einer psychiatrischen Klinik.

Studien haben gezeigt, dass Angststörungen häufiger in unteren sozialen Schichten vorkommen als in höheren (Muntaner C. et al., 2004). Aus einer „bildungsfernen" Schicht zu stammen, bedeutet oft, nicht an Dinge herangeführt worden zu sein, die einen Menschen formen, also bilden. Häufig mangelte es an Geld. Viele Menschen mit schwierigen Ausgangsbedingungen hatten nicht das Glück, einen Menschen zu finden, der an sie glaubte und ihnen Bildung vermittelte. Bildung hat viel mit Beziehung zu tun. Danach zu suchen, kann bei Ängsten sehr hilfreich sein.

Oft kommen wir über Vorbilder oder Lehrer an die sinnlichen Erlebnisse heran. Um die Kraft der sinnlichen Erfahrung zu spüren, brauchen wir eine Erfahrung, die wir wie eine Zündungsreaktion erleben – ähnlich wie die Patientin, die das erste Mal die Kirche als einen schönen Ort empfand.

Als ich in der Osterzeit als Jugendliche einmal in die Kirche ging, bekam ich durch Zufall mit, wie ein Orchester den Beginn der Johannespassion von Bach spielte. Ich blieb wie angewurzelt stehen – so etwas Schönes hatte ich bisher noch nicht gehört. Diese Musik hatte so etwas Fesselndes, Befreiendes, Ernsthaftes und Tröstliches. Es war, als hätte mich Bach persönlich verstanden. Dieses Gefühl des Verstandenwerdens ist angstmindernd. Es schenkt echte Geborgenheit und Wohligkeit.

Wenn wir uns bewusst auf die Suche nach sinnlichen Erfahrungen machen, gewinnen wir sehr viel auf unserem Weg, unsere Angst zu bewältigen. Sinnliche Erfahrungen wie das Lesen von Gedichten helfen uns auch in der Einsamkeit. Sie öffnen uns und machen uns berührbar.

Wir finden sinnliche Erfahrungen überall: Wir können barfuß über einen Waldboden gehen, uns in eine berührende Serie vertiefen oder im Fernsehen eine Dokumentation sehen über einen Menschen, dem es vielleicht ähnlich geht wie uns. Du kannst auch die Bibel aufschlagen und in Psalmen Sätze finden, die dich bewegen. Anfangs tut sich vielleicht nicht viel. Vielleicht sagen wir uns ein Gedicht mehrmals hintereinander auf, ohne berührt zu werden. Und auf einmal sagen wir zum wiederholten Male einen Satz und merken: Dieser Satz beruhigt uns. Was immer uns tröstet – sei es warmer Wind, Wasser oder schöne Musik –, hilft uns auch, uns im Alltag zu beruhigen.

> Wenn wir uns bewusst auf die Suche nach sinnlichen Erfahrungen machen, gewinnen wir sehr viel auf dem Weg, die Angst zu bewältigen.

Still werden will gelernt sein

Wir leben in einer Kultur, in der uns Machen und Tun fast immer besser erscheinen, als erst einmal abzuwarten, zu schauen und nichts zu tun. Zögern und Zaudern wird als Schwäche angesehen. Sobald ein Problem auftaucht, kommt diese Frage gleich mit: „Und was machen wir jetzt?"

Bei der Panikattacke wollen wir etwas „dagegen tun". Wenn wir Zwangsgedanken haben, wollen wir einen „Gedankenstopp" einbauen. Doch manchmal merken wir, wie wir von all dem Machen und Tun nur noch nervöser werden. „Lassen Sie uns nach vorne schauen, nicht nach hinten", sagte ein Supervisor in der Klinik immer. Doch um etwas ändern zu können, muss ein Problem erst einmal in der Rückschau erkannt werden.

„Sie können alles machen: Joggen gehen, Bücher schreiben, Freundinnen anrufen, Beschwerdebriefe aufsetzen, sich aufregen. Aber eines, das können Sie nicht: still werden", sagte mir einmal mein Psychoanalytiker. Das saß tief. Ja, Stillwerden war nie in meinem Plan. Es schien mir schier unmöglich und war für mich eine regelrecht neue Idee. Still werden. Hieße das nicht, dass ich platze?

Still zu werden heißt doch auch, dass die Gedanken innen laut werden. Es ist wie abends, wenn man zum Einschlafen still werden will: Die innere Unruhe wird dann ganz laut. Erinnerungen kommen ebenso hoch wie quälende Gedanken an das, was wir am liebsten vergessen würden. Wir fragen uns, was noch fehlt, wie wir genug Geld zusammenbekommen, ob unsere Krankheit noch schlimmer werden wird. Wir denken daran, wie verletzt wir uns im letzten Streit fühlten, und spüren, wie eingezwängt wir uns in unserer jetzigen Lebenssituation vorkommen. Und dann still werden?

Still werden kann ich nur, wenn es etwas in mir gibt, das das alles hält, was da an Anspannung, Zweifeln, Verzweiflung, Wut und Unruhe kommt. Doch was kann das sein, das mir da innerlich hilft? Aus meiner Sicht sind diese Dinge hilfreich: eine gute innere Stimme, ein körperliches Gefühl von Wärme und Gehaltenwerden, der Mut, das Innenleben zu beobachten und das Vertrauen, dass das Unangenehme, das ich jetzt spüre, wieder vergehen wird.

Nur wenn ich einmal still werde und auch das Unangenehmste zulasse, kann ich die Erfahrung machen, dass es zunächst immer schlimmer wird, aber dann irgendwann und irgendwie wieder nachlässt. Es lässt sich kaum erklären, warum. Aber es ist wie das natürliche Einatmen, das nach dem Ausatmen kommt. Am Boden des Ausatmens haben wir die tiefste Stelle erreicht – danach kommt das Einatmen.

Ich habe diese Erfahrung viele Male in meiner Psychoanalyse auf der Couch gemacht: Wenn ich das Unangenehme im Schutz der Anwesenheit des Analytikers wirklich zuließ und es genau fühlte, dann kam irgendwann der Punkt, an dem es nachließ. Irgendwann konnte ich darauf vertrauen, dass das auch funktioniert, wenn ich allein bin – dann hilft mir z. B. Yoga.

Am Boden des Ausatmens haben wir die tiefste Stelle erreicht – danach kommt das Einatmen.

Yoga zu machen, zu meditieren und sich zu entspannen erscheint genau dann unmöglich, wenn der innere Aufruhr besonders groß ist. Doch wenn wir einmal üben, genau dann still zu werden, können wir vielleicht das erste Mal die Erfahrung machen, wie dieser Aufruhr wieder nachlässt. Das braucht enorm viel Mut und erscheint manchmal unmöglich.

Doch wenn wir einmal die Erfahrung des Nachlassens gemacht haben, dann können wir diese Erfahrung ein zweites Mal machen und dann immer wieder. Heute weiß ich: Gerade dann, wenn mir etwas äußerst dringlich und brenzlig erscheint, ist es wichtig, dass ich still werde und erst einmal nichts mache.

Natürlich muss man aus einer brennenden Wohnung fliehen, und es ist im Leben nicht immer leicht, zu unterscheiden, ob es wirklich brennt oder ob wir nur das dringende Gefühl haben, hinauslaufen zu müssen. Das können wir nur von Mal zu Mal entdecken.

Still zu werden ist eine Übung, die viel Zeit und Mut erfordert. Ich litt häufig unter dem quälenden Gefühl, „ich selbst“ zu sein. Wenn ich still wurde, spürte ich mein Ich in besonders unangenehmer und aufdringlicher Weise. Ich spürte, dass ich am Leben war, und war mir gar nicht sicher, ob ich das unter diesen massiven Ängsten eigentlich wollte.

Mir half dann die Erklärung, dass ich als Baby viel Gewalt erfahren habe und dass es damals meine Lösung war, früh ein willensstarkes Ich zu entwickeln. Diese Ich-Entwicklung ist dann vielleicht über das Ziel hinausgeschossen, sodass ich mich auf unangenehme Weise spürte. Über diese Erklärung fand ich etwas zur Ruhe.

Im Stillsein konnte ich mich mit dieser Erklärung immer wieder beruhigen. Durch das Üben konnte sich das übergroße, panische Ich zu einem normal ausgeprägten Ich entwickeln – oft allein dadurch, dass ich lernte, meine Muskeln gezielt zu entspannen. Heute leide ich nur noch selten unter diesen unangenehmen Gefühlen. Gegen mein übergroßes Ich halfen mir außerdem die immer echter werdenden Beziehungen zu anderen Menschen.

Manchmal muss man lange auf die Suche gehen, bis man die eigenen Gründe für die Angst vor dem Stillwerden erkennt. Doch mit der Zeit entwickelt sich das Stillwerden zu einer sehr wertvollen Zeit im Alltag. Wann immer andere um mich herum aufgeregt umherschwirren, kann ich mir sagen: Erst mal still werden. Und aus dieser Stille erwächst eine angenehme Kraft. Oft fallen mir in der Stille Lösungen ein, die ich auf andere Weise vielleicht nicht gefunden hätte.

SCHRITT 3: STELLE EINE VERBINDUNG ZU DEINEM KÖRPER HER

Wenn du dich in deinem Körper geborgen fühlst, fühlst du dich überall zu Hause

Wenn der Körper verrücktspielt

Bei einer Angststörung ist fast immer der Körper mitbeteiligt, denn die Angst ist mitunter nicht nur ein Gefühl, sondern auch ein Affekt. Im Gegensatz zu einem Gefühl, bei dem der Körper vergleichsweise ruhig bleiben kann, ist der Affekt eine Gefühlsreaktion, die mit stärkeren Körperreaktionen einhergeht. Bei einem Affekt spielt das vegetative Nervensystem eine große Rolle, also das Nervensystem, das du willentlich kaum beeinflussen kannst. Es steuert z. B. die Gefäßweite, also den Blutdruck, die Atmung, den Herzschlag und die Verdauung.

Bei einer Angststörung ist fast immer der Körper mitbeteiligt.

Bei einer Angststörung kommt es während der Panikattacken meistens zu starken körperlichen Symptomen. Die Folge können sein: Schwitzen, Durchfall, ein Wattegefühl im Kopf, Benommenheit, Atemnot, ein blasses Gesicht, kalte Hände sowie ein schneller Puls.

Schnell machst du dir dann vielleicht Sorgen um deinen Körper – vielleicht warst du schon oft beim Arzt, ohne dass er etwas Ernsthaftes feststellen konnte. Zu deinen schweren Ängsten gesellt sich die Hypochondrie hinzu, also die Angst vor Krankheiten. Dabei besteht nicht nur eine Angst vor körperlichen Krankheiten, sondern oft auch eine Angst vor psychischen Störungen wie z. B. eine Angst vor Schizophrenie.

Manche Menschen leiden an einer Herzangstneurose, weil ihr Herz rast und unregelmäßig stolpert. Manche spüren auch Herzschmerzen, ohne dass eine Herzuntersuchung etwas Auffälliges zeigen würde. Es zeigt jedoch, dass die Psyche einen großen Einfluss auf unser gesamtes Organ- und Nervensystem hat und dass wir im übertragenen Sinne Herzschmerzen haben können, ohne dass Arzt oder Ärztin objektiv etwas feststellen können.

Beispielsweise kommt es vor, dass Menschen nach dem Tod eines geliebten Menschen an einem Broken-Heart-Syndrom (Syndrom des gebrochenen Herzens) erkranken. Dabei krampft sich das Herz zusammen und es sieht aus, als hätte der Betroffene einen Herzinfarkt – sämtliche Symptome eines Herzinfarkts sind da: Schmerzen, Übelkeit und Atemnot. Dieses Zusammenkrampfen ist in Herzuntersuchungen auch darstellbar. Glücklicherweise kann sich das Herz wieder vollständig erholen.

Vielleicht hast du aber auch Angst, dich zu übergeben (Emetophobie), oder du bekommst keine Luft mehr, weil du zu hektisch und zu flach atmest. Vielleicht leidest du an einem Schmerzsyndrom, an Allergien und Gelenkschmerzen. Nachts liegst du vielleicht aufgrund dieser Beschwerden stundenlang wach und leidest unter Kreislaufbeschwerden, juckenden Ekzemen oder Herzrasen. Besonders schwer traumatisierte Menschen können nur sehr schlecht schlafen. Frühe

Kindheitstraumata bewirken, dass die Betroffenen manchmal ein Leben lang nicht gut schlafen können.

Wenn du selbst früh traumatisiert wurdest, kennst du vielleicht auch das: Das Erlebte hat den Körper geschwächt. Durch den Schlafmangel und das erlittene Leid schmerzt die Psyche oft auf unbeschreibliche Weise. Das kann dazu führen, dass du viel Süßes und Fettiges isst, damit du dich wenigstens kurzfristig etwas besser fühlst. Dies wiederum verstärkt die körperlichen Beschwerden. Und wenn du dich körperlich nicht gut fühlst, bist du vielleicht anfälliger für die Angst. Es kann aber auch umgekehrt sein: In Zeiten, in denen du dich von deinem Körper gequält fühlst, kann die Angst schwächer sein, weil das Leid sozusagen gebunden ist.

Es lässt sich nicht immer leicht abgrenzen, was „rein körperlich" und was „rein psychisch" ist.

Wenn du körperlich leidest, ohne dass man eine körperliche Beschädigung feststellen kann, spricht die Medizin von einem funktionellen Syndrom, weil die Körperfunktion aus dem Gleichgewicht geraten ist, ohne dass es Zellschäden gibt. Wenn jedoch eine sichtbare Schädigung vorhanden ist, wie z. B. bei der Neurodermitis, dann zählt man diese Erkrankung zu den psychosomatischen Erkrankungen. Es lässt sich jedoch nicht immer leicht abgrenzen, was „rein körperlich" und was „rein psychisch" ist.

Die psychosomatischen Erkrankungen geben der Psychologie von jeher große Rätsel auf. Manche Therapeuten sagen, dass Menschen mit einer psychosomatischen Erkrankung ihre psychischen Spannungen und Konflikte in den Körper verlagert haben. Manche sagen, die Betroffenen hätten weniger Fantasie als Menschen ohne psychosomatische Beschwerden oder seien emotional abgestumpfter. Statt psychischer Symbole würden die Betroffenen körperliche Symbole bilden.

Solche Denkweisen kennst du wahrscheinlich auch, wenn du körperlich erkrankt bist: Bei der Schuppenflechte fragt der Psychosomatiker, warum es aus psychischer Sicht einen „Panzer“ auf der Haut geben muss, beim Magengeschwür taucht die Frage auf, was du alles „schlucken“ musstest. Beim Bluthochdruck werden Betroffene gefragt, was ihnen denn so einen „Druck“ macht. Die Auseinandersetzung mit solchen Bildern kann hilfreich sein. Sehr oft sind psychosomatische Erkrankungen jedoch sehr hartnäckig und psychologische Ansätze greifen nur schwer.

Bei manchen körperlichen Beschwerden liegt das psychische Problem jedoch rasch auf der Hand, z. B. bei der sogenannten Konversionsstörung. Da wird ein psychischer Konflikt sichtbar in ein körperliches Problem umgewandelt, konvertiert. Vielleicht spürst du bei Ärger manchmal, wie du wortwörtlich einen „dicken Hals“ bekommst oder wie du extrem müde wirst, wenn du vor einem unangenehmen Termin stehst.

Körperbeschwerden verringern das Schuldgefühl

Der Körper spielt auch eine große Rolle bei Schuldgefühlen. Vielleicht hattest du auch schon einmal den Impuls, dich körperlich bestrafen zu wollen, wenn du dich sehr wütend fühltest, aber keine Möglichkeit sahst, diese Wut mit demjenigen zu besprechen, auf den du wütend warst. Wenn du körperliche Beschwerden hast, dann verringert das deine Schuldgefühle. Aber auch, wenn du Angst hast, kann das das Schuldgefühl reduzieren. Du möchtest nicht böse sein und du willst andere Menschen in deiner Aggression nicht angreifen, aber du spürst deine innere Aggression. Dann kommt Schuld auf. Wenn du jedoch geschwächt bist durch körperliche Beschwerden oder durch eine Panikattacke, dann wirst du wieder zu der „schwachen Person“, die nicht böse sein kann.

Solche Zusammenhänge laufen unbewusst ab. Sobald du jedoch vielleicht solche Kreisläufe bei dir feststellst, kannst du dir einen Weg bahnen, der mit weniger Leid verbunden ist. Wenn du dir z. B. erlaubst, auch mal böse zu sein, und wenn du dich darin übst, für deine Aggressionen Worte zu finden, kannst du mit der Zeit wahrscheinlich feststellen, dass es dir insgesamt wieder besser geht.

Manchmal sagt die Psychologie auch, dass die Körpersymptome ein Zeichen für eine selbstzerstörerische Kraft sein können. Angenommen, du hattest Eltern, die dich körperlich und psychisch quälten. Dann hast du vielleicht das Bild in dir übernommen, dass du jemand bist, den man hassen und quälen darf.

Kinder übernehmen es im Laufe der Entwicklung, sich selbst so zu behandeln, wie sie von ihren Eltern behandelt wurden.

Kinder übernehmen es im Laufe der Entwicklung, sich selbst so zu behandeln, wie sie von ihren Eltern behandelt wurden. Auch wenn es unangenehm war: Es erscheint ihnen dann stimmig. Manchmal fühlst du dich vielleicht, als würde in deinem Körper ein selbstzerstörerisches Programm ablaufen, gegen das du nichts tun kannst. Und in der Tat ist es schwierig, sich mit solchen negativen Kräften in sich selbst auseinanderzusetzen. Es ist wichtig, dass du dir Raum dafür gibst, das Negative in dir zu spüren und zu beobachten: Fühlt es sich fremd an? Fühlt es sich an, als ob du mit dir etwas machst, oder quält dich dein Körper automatisch? Welche Fantasien hast du dazu? Fragen wie diese können dir helfen, dich selbst besser kennenzulernen. Und sich selbst gut zu kennen, führt oft dazu, dass sich die Angst reduziert.

Körperliche Erkrankungen können jedoch auch im Nachhinein als Strafe interpretiert werden. Viele Menschen mit einer Krebserkrankung glauben, dass die „bösartige Erkrankung“ eine Strafe für Dinge sei, die sie ihren Eltern oder Kindern oder anderen nahen Menschen angetan haben. Auch bei noch so guter psychologischer Begleitung hält sich dieser Gedanke manchmal mehr oder weniger stark.

Das Thema „Schuld und Strafe“ beschäftigt uns Menschen psychisch sehr intensiv. Die Religionen dieser Welt fragen danach, wie der Mensch sich schuldig macht und wie er von Schuld befreit werden kann. Auch hier hilft vielleicht wieder die Einsicht, dass „das Böse“ ein Teil von uns ist. Wir können „gut“ sein, solange wir im Gleichgewicht sind. Doch wir spüren aggressive Kräfte in uns, wenn wir Mangel erleben, in die Enge getrieben werden oder körperlich krank sind.

Körperliche Beschwerden können eine Erinnerung an Traumata sein

Vielleicht hast du Zeiten, in denen es dir generell schlecht geht. Du hast vielleicht sonntagabends oder montagmorgens mehr Angst als sonst, weil du regelmäßig den Berg der neuen Woche vor dir siehst. Vielleicht bekommst du auch zu bestimmten Tageszeiten, bei bestimmten Wetterlagen oder bei einem speziellen Tageslicht auf einmal eine Panikattacke.

Es ist denkbar, dass der Körper dich an schwierige Zeiten „erinnert“. Vielleicht hast du als kleines Kind eine medizinische Behandlung über dich ergehen lassen müssen, während es draußen Herbst war. So können dich die Körpergefühle im Herbst an die ursprüngliche Situation erinnern. Dein Körper reagiert dann wie dein Mund und dein Magen auf einen Geschmack, den er nicht mag.

Wer als Kind viel Traumatisches erlebt hat, bei dem ist die sogenannte HPA-Achse überempfindlich geworden. Diese Achse ist vereinfacht gesagt eine „Nervenstraße", die verschiedene Teile im Gehirn (den Hypothalamus und die Hypophyse) mit der Nebenniere verbindet. Die Nebenniere produziert Kortisol und Adrenalin und setzt es frei. Morgens zwischen 6 und 9 Uhr ist die Kortisolkonzentration im Blut natürlicherweise am höchsten, nachts ist sie am niedrigsten.

Forscher gehen davon aus, dass entzündliche Erkrankungen im Erwachsenenalter wie z. B. Fibromyalgie oder Schmerzsyndrome mit starkem psychischem Stress in der frühen Kindheit zusammenhängen (Yehuda und Seckl, 2011). Es gibt jedoch noch viele Widersprüche bei diesem Thema (Speer et al., 2019). Früher dachte man, diese Überempfindlichkeit sei unveränderlich. Heute weiß man, dass durch jahrelange Übung, z. B. durch Yoga (Varambally et al., 2019), Psychoanalyse (Colangeli, 2020) oder ähnlich meditative Methoden die HPA-Achse wieder herunterreguliert werden kann. Sie kann also wieder flexibler werden, sodass Stress- und Entzündungsreaktionen nicht mehr so leicht auftreten.

Was tun bei körperlichen Überreaktionen?

Im Folgenden möchte ich dir einige typische Körperreaktionen auflisten, die im Zusammenhang mit Angstattacken auftauchen können. Hier gibt es viele psychotherapeutische Herangehensweisen. Ich möchte dir hier jedoch einige einfache Tipps geben, damit du schon einmal zumindest etwas in der Hand hast, wenn es dir gerade schlecht geht. (Bei all diesen Tipps

> Möglicherweise hängen entzündliche Erkrankungen im Erwachsenenalter mit starkem psychischem Stress in der frühen Kindheit zusammen.

ist es natürlich wichtig, dass du deine Beschwerden vorher vom Arzt abklären lässt, damit du sicher sein kannst, dass keine ernsthafte körperliche Erkrankung dahintersteckt.)

- **Schwindel**: Gerade bei der Agoraphobie oder bei Panikattacken kann es dir leicht schwindelig werden. Dabei handelt es sich oft um einen Schwankschwindel, das heißt, du fühlst dich körperlich schwach und unsicher. Hier hilft regelmäßiger Sport. Wenn du jedoch einen Drehschwindel hast, dann hast du den Eindruck, die Welt würde sich vor deinen Augen drehen. Du spürst ein starkes Drehgefühl. Dann kann es sein, dass du körperliche Probleme mit dem Gleichgewicht hast, z. B. eine Neuronitis vestibularis, eine Entzündung der Gleichgewichtsnerven. Das erkennst du vor allem daran, dass du beim Gehen leicht zu einer Seite kippst. Hier helfen meistens einige Tage Ruhe und danach Schwindeltrainings, wie sie z. B. von Schwindelspezialisten empfohlen werden. Videos dazu findest du auf YouTube.
- **Globusgefühl im Hals**: Beim Globusgefühl hast du das Gefühl, dass dir etwas im Hals steckt. Du meinst vielleicht auch, schwer Luft zu bekommen, weil du dabei leicht hyperventilierst, also zu schnell, zu viel und zu flach atmest. Beim Globusgefühl kann es dir helfen, wenn du dir mit deiner Hand an den Kehlkopf oder an den Hals fasst und diesen leicht massierst. Beuge deinen Kopf dabei nach vorne.
- **Kehlkopf-Asthma**: Beim Kehlkopf-Asthma fällt dir für einige Momente das Einatmen sehr schwer. Das passiert in Situationen, in denen du emotional stark belastet bist. Du hast dann einen „inspiratorischen Stridor", das heißt, beim Einatmen kann man hören, dass deine Stimmbänder so zusammengekrampft sind, dass nur wenig Luft durch die Luftröhre kommt. Hier hilft es, einige Sekunden die Luft anzuhalten, damit sich der Kehlkopf entspannen kann. Auch hilft es, zu wissen, dass diese unangenehme Form der Atemnot rasch wieder von allein aufhört.

- **Atembeschwerden durch Hyperventilation**: Bei der Hyperventilation hast du unbemerkt „falsch" geatmet oder „zu viel" geatmet. Sie tritt häufig in psychisch schwierigen Situationen auf. Das kannst du tun: Halte dir deinen Ellbogen vor das Gesicht und atme in deinen Ärmel hinein. Massiere deine Nase, insbesondere die Nasenflügel und Nasenscheidewand. Atme bewusst lange und tief aus. Halte kurz die Luft an. Geh nach draußen, stampfe auf und rufe: „Ich bin so wütend!" Besorge dir ein Puls-Oxymeter, also ein Gerät, mit dem du an deiner Fingerkuppe indirekt den Sauerstoffgehalt in deinem Blut ablesen kannst. Wenn du siehst, dass du trotz gefühlter Atemnot ganz normale Werte hast, wirkt das beruhigend. Mach eine Yoga-Atemübung namens Kapalabathi – Anleitungen dazu findest du auf YouTube. Dabei atmest du einige Male stoßweise aus, sodass sich dein Zwerchfell wieder entspannen kann. Mach dies jedoch nicht zu oft, anfangs vielleicht maximal fünfmal hintereinander, denn diese Übung ist kraftvoll und hat auch Auswirkungen auf die Psyche.
- **Herzbeschwerden, Herzschmerzen, Herzstolpern**: Hier hilft aus meiner Sicht das „Tonglen" ganz gut, eine Meditationsform, die die buddhistische Nonne Pema Chödrön auf YouTube gut erklärt. Dabei stellt man sich während der Meditation vor, man würde das „Leid der Welt" einatmen. Man atmet in der Vorstellung „Beengendes" ein und leitet es ins Herz. Dann atmet man „Erleichterung" oder „Freiheit" (oder was an Befreiung du dir auch vorstellen magst) wieder aus. Dies ist sehr ungewöhnlich, aber möglicherweise sehr hilfreich. Auch Körperübungen, bei denen du den Brustraum dehnst, helfen dir. Langes Ausatmen sowie Yoga-Atemübungen helfen ebenfalls.
- **Übelkeit und Emetophobie**: Bei Übelkeit durch psychische Anspannung entsteht manchmal das Gefühl, du müsstest dich übergeben. Vielleicht hast du aber große Angst vor dem Erbrechen, sodass ein Teufelskreis entsteht. Wenn das Problem in Gesellschaft, bei

Feiern oder im Restaurant auftritt, kannst du es den anderen vielleicht erklären. Probiere aus, welche Nahrungsmittel dir guttun. Probiere verschiedene Düfte aus und trage Aromafläschchen mit dir herum. Mandarinen- und Zitronenduft hilft vielen bei Übelkeit. Iss kleine Mengen zwischendurch. Zieh dich zurück, wenn du es brauchst und es möglich ist. Halte deine Hände unter kaltes Wasser. Kaue auf einem Blatt Zitronenmelisse oder auf Thymian herum. Nimm dir Lakritzbonbons mit. Vielleicht hilft dir auch ein kleiner Schluck Cola oder Espresso. Frage dich: Was willst du auskotzen? Mach dir klar, dass jedes Erbrechen auch wieder endet. Das Sich-Übergeben ist oft mit dem Gefühl von Sterben verbunden, weil der Vagusnerv (der zehnte Hirnnerv) dabei überreizt ist. Alles, was ihn stärkt, kann dir helfen – dazu gehört z. B. regelmäßiges Yoga. Hier lernst du auch, deinen Atem zu kontrollieren. Sich-Übergeben ist weniger bedrohlich, wenn du gelernt hast, ruhig zu bleiben und deinen Atem zu kontrollieren.

- **Reizdarmsyndrom – Durchfalltyp** (kommt bei Angststörungen häufig vor): Bei einem Reizdarmsyndrom hast du Durchfall und Krämpfe. Du kannst deinen Stuhlgang nur schwer kontrollieren. Dabei funktionieren häufig die sogenannten Tight Junctions (die „engen Verbindungsstellen") im Darm nicht richtig. Das sind Verbindungen zwischen den Darmzellen, die dafür sorgen, dass Flüssigkeiten im Darm dort gehalten werden, wo sie hingehören. Die Tight Junctions sind also eine Barriere. Wenn sie nicht mehr richtig funktionieren, dann spricht man auch vom „Leaky Gut", einem durchlässigen Darm. Das spiegelt genau wider, was du fühlst: Es gibt keine Grenze mehr, kein Halten mehr. Du fühlst dich, als seist du durchlässig geworden. Das Wasser fließt unkontrolliert in den Darm ein und du bekommst wässrigen Durchfall. Hier hilft es oft, sich einen regelmäßigen Tagesrhythmus einzurichten und ausreichend zu schlafen. Entrümpele deinen Kalender, sodass du keinen Druck bekommst. Probiere aus, welche Nahrungsmittel dir helfen.

> Ich persönlich finde, dass feste Mahlzeiten um 9, 12 und 18 Uhr hilfreich sind. Dazu viele Nüsse (Erdnüsse zum Selbstschälen), Zartbitterschokolade und schwarzer Tee. Stell dir eine individuelle Diät zusammen. Manchen Menschen hilft morgens eine Tasse Kakao, obwohl es oft heißt, dass Reizdarmbetroffene Milchprodukte meiden sollten. Der Reizdarm ist eine hoch individuelle Störung – du kannst nur selbst herausfinden, was dir hilft. Oft sind das auch ungewöhnliche Nahrungsmittel.

Vielleicht hast du schon vieles ausprobiert. Wahrscheinlich kennst du einiges von dem, was ich hier aufgelistet habe. Es ist nicht leicht, die Geduld zu behalten. Vielleicht hast du das Gefühl, dass dir vieles nicht wirklich hilft. Ich kann dich ermutigen, weiter auszuprobieren und manches auch über eine ganze Zeit lang zu erproben. Viele Effekte der Ernährungsumstellung, der Meditation, von Sport, Psychotherapie und Atemübungen zeigen sich erst nach einer ganzen Weile.

Angst und Sexualität

Dies ist vielleicht das schwierigste Kapitel dieses Buches, weil es die intimsten Bereiche deiner Seele anspricht. Doch ich finde es wichtig, über die Sexualität zu sprechen, weil genau hier so manche Wurzel der Angststörung liegen kann.

Viele erwachsene Angstpatienten hatten schon als Kinder große Ängste. Vielleicht hattest du auch schon als Kind starke Trennungsängste oder Schulangst. Seelisch belastete Kinder haben oft große Angst vor Krieg, Katastrophen, Krankheiten und Tod. Insbesondere die Vorstellung, dass die Eltern sterben könnten, löst in vielen Kindern Panik aus. Dennoch weißt du vielleicht auch von dir selbst, dass eine Angststörung mit ihren ganz speziellen Gefühlen meistens erst in der Pubertät oder im jungen Erwachsenenalter entsteht – also dann, wenn die Geschlechtsreife erreicht ist.

Sigmund Freud sah die Angst noch in einem engen Zusammenhang mit der Sexualität. Er glaubte anfangs, dass die Angst hauptsächlich dadurch entsteht, dass man sexuelle Wünsche verdrängt. Das Mädchen, das in den Mathelehrer verliebt ist, kämpft innerlich mit vielen Wunschfantasien und Ängsten. Später sagte Freud, dass Angst generell immer dann entstehen kann, wenn man überhaupt seine Triebe unterdrückt. Angst kann also auch dann entstehen, wenn man z. B. Aggressionen oder den Drang, auf die Toilette zu gehen, unterdrückt.

Viele erwachsene Angstpatienten hatten schon als Kinder große Ängste.

Jedenfalls scheint die Pubertät eine sehr wichtige Rolle bei der Entstehung von psychischen Störungen zu spielen. Mädchen entwickeln in der Pubertät manchmal eine Magersucht – hier können Fantasien um das Miteinander-Schlafen und die Schwangerschaft (das „Dickwerden") eine Rolle spielen. Menschen, die an einer Schizophrenie erkranken, erleben die erste Krankheitsphase oft erstmals nach der Pubertät.

Sobald beim Mädchen die Regel einsetzt und beim Jungen der Samenerguss, hat sich nicht nur der Körper verändert – auch die Seele hat einen Riesensprung gemacht. Mit der Pubertät entstehen neue Formen der Energie. Obwohl sich Jungs und Mädchen auch schon als Kinder sexuelle Lust verschaffen können, kann der Orgasmus mit seinem ekstatischen Zustand wahrscheinlich oft erst nach der Pubertät erlebt werden – die Meinungen der Experten hierzu sind jedoch unterschiedlich (Schnider 2017, Bakwin 1973).

Auch können viele Kinder erst nach Einsetzen der Pubertät aus Rührung z. B. bei einem traurigen Film weinen (Bylsma et al. 2020). Vorher schauen sie den Erwachsenen oft nur erstaunt zu, wenn sie weinen, ohne traurig zu sein. Interessanterweise hängen die Fähigkeit zu weinen und sexuelle Lust zu empfinden zusammen: Wenn depressive Menschen mit Antidepressiva (SSRI, Serotonin-Wiederaufnahmehemmern) behandelt werden, sagen sie manchmal, dass sie nicht mehr weinen können, aber auch keine sexuelle Lust mehr empfinden (Holguin-Lew and Bell, 2013).

Viele erleben in der Pubertät oder im jungen Erwachsenenalter erstmals ihre Angst ganz bewusst.

Diese Beobachtungen weisen meiner Meinung nach darauf hin, dass auch eine Angststörung mit ihrem „schwebenden, haltlosen Gefühl“ möglicherweise erst nach der Pubertät voll erlebt werden kann. Ähnlich wie sich beim Geschlechtsverkehr der Bewusstseinszustand verändert, so bringt auch die Panikattacke eine Veränderung des Bewusstseins mit sich. Viele fühlen sich plötzlich durchlässig, was sich unter anderem in Übelkeit, einem eingeengten Blickfeld, Durchfall und einem Wattegefühl im Kopf zeigen kann. Es ist, als sei kaum noch eine Körpergrenze da.

Auch beim Sex hast du vielleicht manchmal das Gefühl, dass sich deine Körpergrenzen und Ich-Grenzen kurzfristig erweichen oder auflösen. Viele erleben in der Pubertät oder im jungen Erwachsenenalter erstmals ihre Angst ganz bewusst.

Bei der Angstattacke werden die Muskeln schwach – somit scheint auch das Ich schwächer zu werden. Du hast während der Angstattacke möglicherweise das Gefühl, nicht mehr alles steuern zu können. Auch die Sexualität hat einen Einfluss auf die Muskulatur. Sobald die Muskeln „schwach“ werden, können wir uns auch im Ganzen schwach fühlen und Angst kann sich verstärken.

Früher brachten Psychologen viele psychische Störungen mit der Sexualität in Verbindung. Heute scheint es nicht mehr so zu sein: In Psychotherapien taucht die Sexualität manchmal gar nicht mehr auf. Wenn Patienten einen Zusammenhang zwischen ihrer Angst und der Sexualität vermuten, fällt es ihnen richtig schwer, dies zur Sprache zu bringen, weil der Psychotherapeut oder die Therapeutin vielleicht ganz andere Ideen dazu haben und vielleicht kaum dazu einladen, über Sexualität zu sprechen.

In der Sexualität werden viele Gefühle wieder wachgerufen, die wir als Baby schon hatten: Wir waren der Mutter sehr nah, wir waren nackt, wurden gewickelt, saugten an ihrer Brust und wurden eingecremt. Wenn man Säuglinge genau beobachtet, kann man schon davon ausgehen, dass sie so etwas wie ein sexuelles Erleben haben.

In der Jugend entdecken viele erstmals bewusst die Selbstbefriedigung. Während Jungen durch den Samenerguss recht rasch die Selbstbefriedigung erlernen, kommen viele Mädchen und Frauen oft erst relativ spät auf die Idee, sich mit den Händen zu befriedigen und einen Orgasmus zu bekommen.

In einer amerikanischen Studie zeigte sich, dass Jugendliche im Alter von 14 bis 17 Jahren sich immer öfter befriedigen – der Anteil der Jungen ist dabei höher als der Anteil der Mädchen (Robbins et al. 2011). Viele haben dabei schreckliche Schuldgefühle, weil sie sich in der Fantasie vielleicht nahestehende Menschen vorstellen, die mit ihnen „komische Sachen“ machen, um einen Höhepunkt zu erreichen. Obwohl es nur Fantasie ist, haben wir gegenüber den Menschen, die wir uns vielleicht während der Masturbation vorstellen, ein schlechtes Gewissen. Wir befürchten unbewusst vielleicht, die Menschen, die uns nahestehen, könnten den Kontakt zu uns abbrechen. Solche Zusammenhänge können das Gefühl von Brüchigkeit verstärken. Die nächste Angstattacke scheint dann ganz nah zu sein.

Auch ist der sexuelle Akt selbst mit vielen Ängsten belegt. Wir spüren, dass Sexualität erst dann befriedigend wird, wenn es uns gelingt, uns in einem gewissen Rahmen dem anderen hinzugeben. Die körperlichen Reaktionen wie ein erhöhter Puls oder eine verstärkte Atmung bringen den Körper in Wallung. Diese Reaktionen können an die Reaktionen erinnern, die du vielleicht auch von einer Panikattacke her kennst.

Außerdem kann Sex anstrengend sein, sodass es zu Übelkeit kommen kann. Das vegetative Nervensystem wird bei der Sexualität stark beansprucht und kann vor, während oder nach dem Geschlechtsverkehr zu Ängsten führen. Auch spüren viele Frauen, dass sich Panikattacken vor der Menstruation verstärken können (Cameron 1988). Die Hormone spielen bei der Angststörung eben auch eine wichtige Rolle. Andererseits höre ich in der Praxis auch, dass manche Patienten gerade beim Sex keine Angst verspüren, sondern währenddessen „mehr Grip" spüren – sie fühlen sich weiter entfernt von einer Panikattacke.

Wenn wir uns im Vertrauen öffnen, kann Angst entstehen

Neben der geschlechtlichen Intimität haben wir aber auch noch viele andere Arten der Intimität. Wenn wir einen emotionalen Kontakt zu einem anderen Menschen haben, geht es auch um Hingabe. Wir können nicht wissen, wie der andere reagiert, und das macht uns Angst. Daher ist es so wichtig, dass wir in einer engen Beziehung vertrauen können. Das ist aber oft leichter gesagt als getan – wir müssen uns unser Gegenüber sorgfältig aussuchen.

> Auch die Hormone spielen bei der Angststörung eine wichtige Rolle.

In der engen Beziehung spielt – ebenso wie beim Geschlechtsverkehr – die Atmung eine besondere Rolle. Wenn der andere uns etwas sehr Trauriges erzählt und wir uns davon berühren lassen, vertieft sich unsere Atmung. Wenn der andere etwas Peinliches erzählt, dann verflacht sie sich. Unsere Fantasien von Nähe, Getrenntsein, Ohnmacht und Ausgeliefertsein können unsere Atmung verändern und gleichzeitig eine Panikattacke auslösen.

Im Alptraum zeigen sich körperliche Regungen

Angst können uns auch unsere sexuell aufgeladenen Alpträume machen. Manchmal träumen wir vielleicht, dass wir vor einem „bösen Mann" fliehen. Vielleicht sind wir dabei gerade auch körperlich sexuell erregt. Wir laufen angstvoll weg, aber manchmal spüren oder wollen wir vielleicht auch, dass uns dieser böse Mann erwischt, uns anfasst und uns „vergewaltigt". Die Gratwanderung zwischen sexueller Lust und Angst kann spätestens hier sehr kompliziert werden. Wenn man in der Realität sexuelle Übergriffe erlebt hat, ist der Gedanke daran oft nur eindeutig schrecklich. Es kann aber auch vorkommen, dass wir uns im Nachhinein schämen, weil die Erinnerung an einen sexuellen Übergriff „lustvoll" aufgeladen ist. Auch wenn wir etwas in einer realen Situation selbst als „nur schrecklich" erleben, kann bei uns im Nachhinein ein psychischer Mechanismus einsetzen, der auch lustvolle Gefühle hervorruft. Vielleicht macht unsere Seele das so, um uns vor dem Unaushaltbaren zu schützen.

Viele von uns haben eine „Ecke" in unserer Fantasie oder in unserer Psyche, die die Vorstellung von „Vergewaltigung" sozusagen erotisch findet. Manche können diese Feststellung bei sich selbst machen – andere überhaupt nicht. Beim Thema Sexualität kommt es leicht zur Verwirrung und zu Schuldgefühlen. Lust, Gefahr, Schmerz und Angst sind hier manchmal so eng miteinander verknüpft, dass die Psyche sozusagen aussteigt und mit Angst reagiert.

Schwere Angststörungen können mit diesen Themen zusammenhängen und es dauert oft lange, bis alles so fein auseinanderklamüsert ist, dass die Ängste wieder nachlassen. Es erfordert viel Vertrauen in den Partner, in die Freundin oder in den Psychotherapeuten, um sich mit diesen komplizierten Zusammenhängen auseinanderzusetzen. Doch je genauer du dich selbst hier kennenlernst, desto mehr können rätselhafte Ängste zurückgehen.

Selbstbestimmtheit reduziert die Angst

„Ich habe oft Angst, verrückt zu werden – aber noch größere Angst habe ich davor, in die Psychiatrie zu kommen und eingeschlossen zu werden. Ich habe Angst, dass ich dann mit irgendwelchen Medikamenten ruhiggestellt werde, ohne dass ich mich wehren kann.“ Diese Unterscheidung finde ich sehr wichtig. Manchmal müssen wir erst auf die Idee kommen, dass wir nicht nur Angst vor einem Ereignis haben, sondern besonders vor den Folgen, die das Ereignis mit sich bringt.

> Je genauer du dich selbst kennenlernst, desto mehr können rätselhafte Ängste zurückgehen.

Sehr ähnlich erging es mir im Medizinstudium. Ich dachte lange, dass man bei Krebs seine Haare verlieren würde. Erst langsam wurde mir klar, dass die Haare erst durch die Chemotherapie verloren gehen – nicht durch den Krebs selbst. Gerade Ärzte sagen manchmal, dass sie sich selbst bei manchen Krebsarten nicht mehr behandeln lassen würden, weil die Behandlung ihrer Ansicht nach mehr Qual mit sich bringt als der Krebs selbst.

Andererseits haben wir durch Krebsvorsorgeuntersuchungen und moderne Behandlungsmethoden oft die Chance, nach der Behandlung noch ein langes, gutes Leben zu führen. „Bei uns muss sich niemand übergeben“, schrieb ein Arzt auf Twitter, der auf einer Chemotherapie-Abteilung arbeitet. Viele haben noch veraltete Schreckensbilder aus der Vergangenheit im Kopf. Wir stellen uns „die Chemotherapie“ oder auch „die Psychiatrie“ oft noch so vor, wie wir sie aus Bildern der Vergangenheit kennen.

Es ist immer schlau, sich zu informieren, bevor man sich für einen Weg entscheidet oder bevor man vor Angst halb verrückt wird. Unsere Fantasie kann uns in die Irre führen, während die Realität oft erholsam und beruhigend ist.

Dennoch ist es wichtig, sich mit den schwierigen Lebensthemen auseinanderzusetzen und vielleicht auch in Tagträumen zu überlegen, wie man mit kritischen Situationen umgehen würde. Ich selbst habe mir zum 40. Geburtstag geschenkt, nie wieder eine Wurzelbehandlung über mich ergehen zu lassen. Ich habe langwierige Erfahrungen damit gemacht und am Ende habe ich den Zahn immer verloren. Andere Menschen hingegen machen gute Erfahrungen mit Wurzelbehandlungen und erfreuen sich noch lange an ihren behandelten und schmerzfreien Zähnen. Seit ich damals meinen Entschluss getroffen habe, hat sich meine Zahnarztangst enorm reduziert.

Es ist wichtig, sich mit schwierigen Lebensthemen auseinanderzusetzen und zu überlegen, wie man mit kritischen Situationen umgehen würde.

Ich bin manchmal ganz erstaunt darüber, wie leicht Menschen die Therapievorschläge ihrer Ärzte annehmen und wie wenig sie sich mit sich selbst befassen. Vielen Menschen ist nicht bewusst, dass sie mit allen Aktivitäten an ihrem Körper auch eine Gegenreaktion erhalten: Wenn ich Zinktabletten einnehme, weil ich mein Immunsystem stärken will, bewirke ich aber gleichzeitig damit, dass sich der Kupferspiegel im Blut absenkt (Kupfer- und Zinktest, Great Plains Laboratory). Das wiederum kann sich negativ auf den Körper auswirken.

Ähnlich ist es mit Antidepressiva, die oft auch bei Angststörungen verordnet werden. Manche Ärzte sagen, dass man Antidepressiva auch ein Leben lang einnehmen könne. Andererseits weisen Studien darauf hin, dass manche Antidepressiva das Risiko für eine Demenz erhöhen können (Wei-Sheng Lee, 2016).

Solches Wissen kann uns Angst machen. Aber das Wissen ermöglicht uns eine bewusste Entscheidung: Wir können ein Medikament bewusst einnehmen und ein Risiko in Kauf nehmen oder wir können ein Medikament bewusst ablehnen in dem Wissen, dass wir vielleicht ein anderes Risiko auf uns nehmen.

Yoga hilft bei Angststörungen

„Yoga hilft mir nicht!“, sagt ein junger Mann mit einer schweren Angststörung. Er geht einmal pro Woche zum Yoga. Einen Monat lang. Dann lässt er es wieder bleiben. Bevor ich bei meinem Yogalehrer im Einzelunterricht mit traditionellem Yoga begann, hatte ich das Bild von Yogagruppen in Studios im Kopf. Mir ging es ähnlich wie dem jungen Mann: Ich hatte dann und wann einige Yogakurse ausprobiert, aber ich blieb nicht dran. Heute weiß ich: Mir fehlte die Beziehung zu einem Lehrer.

Wenn du dich auf den Weg machst, dein Leben zu verändern, hast du sicher viele gute Vorsätze. Wie am Neujahrstag möchtest du vielleicht mit dem Joggen beginnen, dich gesund ernähren, Tagebuch schreiben und vieles mehr. Doch bald lässt du es wieder sein. Das passiert rasch, wenn du versuchst, deine Vorhaben allein in die Tat umzusetzen.

Wenn du jedoch jemanden an deiner Seite hast, dem du wichtig bist, dann möchtest du die Veränderung auf einer Ebene auch „für ihn“. Wie im Sport- oder Musikunterricht denkst du dir: „Das nächste

Mal soll er oder sie meine Fortschritte sehen." Auch, wenn man Yoga natürlich „für sich" macht und nicht für einen anderen, so ist das Band zur Lehrerin oder zum Lehrer doch gerade am Anfang entscheidend wichtig, um dort hineinzufinden.

Das Schwierige dabei ist, dass du anfangs ja noch gar nicht wissen kannst, was dich erwartet. Die positiven Wirkungen des Yoga zeigen sich oft erst nach einer geraumen Zeit. Außerdem muss man es nahezu täglich üben, damit man versteht, was Menschen damit meinen, wenn sie sagen: „Yoga hat mein Leben verändert."

Wenn ich in der psychiatrischen Klinik, in der ich gearbeitet habe, dann und wann eine Yogastunde gegeben habe, war ich immer wieder aufs Neue erstaunt, wie wenig Kontakt die Betroffenen zu ihrem Körper haben. Zwar kannte ich es von mir selbst, doch ich hatte es nach wenigen Jahren schon vergessen.

Als ich im Yoga die ersten positiven Wirkungen spürte, dachte ich: Das ist, wie wenn man in eine gute Hundeschule geht, die auf Beziehung baut: Man bekommt einen „wohlerzogenen" bzw. einen emotional gut gebundenen Hund. Ich freue mich immer so, wenn ich ein Mensch-Hund-Paar sehe, das gut aufeinander abgestimmt ist. Im Yoga kam es mir vor, als würde mein Körper, der „wilde Hund", nach und nach anfangen, mir besser zu gehorchen.

> Die positiven Wirkungen des Yoga zeigen sich oft erst nach einer geraumen Zeit.

Das Erste, das ich spürte, war, dass ich meine einzelnen Muskeln besser spürte. Ich spürte auch die Haut, die über den bestimmten Muskelpartien lag. Es gelang mir immer besser, einzelne Muskeln anzusteuern. Manchmal konnte ich mich plötzlich wohlig räkeln wie eine Katze. Dann spürte ich, wie gut mir die Atemübungen taten.

Sie wirkten insbesondere bei meinen Aggressionen. Das Ausatmen gegen Widerstand fühlte sich für mich ein wenig an wie „Austoben". Manchmal nahm ich bewusst wahr, dass nichts mehr wehtat, nichts juckte, nichts störte und ich mich auch psychisch sehr wohlfühlte.

Wenn ich großen inneren Druck spürte, konnte ich mit einzelnen Übungen erreichen, dass ich in eine ganz andere Stimmung kam. Ich wusste das vorher nicht und es hat mir niemand gesagt. Ich habe es einfach gespürt und war überrascht, wie mir plötzlich Dinge möglich erschienen, die ich zuvor für fast nicht machbar hielt. Ich las das schöne Buch von Sriram: „Wünsche dir alles, erwarte nichts und werde reich beschenkt". Meine beruflichen und privaten Wege waren oft steinig und ich war wirklich oft völlig hoffnungslos. Anfangs weckte das Buch fast Ärger in mir, weil ich dachte: „Dieser Mann hat keine Ahnung. Wenn man früh traumatisiert ist, ist alles anders! Da gehen Wünsche (nach Beziehung und nach einem guten Beruf) nicht mehr in Erfüllung."

Nach und nach spürte ich eine immer bessere Verbindung zu mir selbst und zu anderen. Das Wort „Yoga" bedeutet übrigens auch „Verbindung" – es ähnelt z.B. dem englischen Wort to join, verbinden. Mit der besseren Verbindung zu mir selbst gelang es mir, so manch nahende Durchfallattacke, bedingt durch den Reizdarm, zu stoppen. Auch aufkommende Angst konnte ich zunehmend gut abfangen. Ich konnte mich zunehmend selbst beruhigen. Wenn ich morgens aufwachte, merkte ich direkt, wenn ich in Spannung geriet – und konnte bewusst die entsprechenden Muskeln loslassen und bewusst tiefer atmen.

In mir entstand spürbar ein Raum, der sich weitete und mir selbst Platz gab. Dieser Raum war nicht nur in meinem Denken und in meiner Seele spürbar, sondern ich konnte ihn auch in meinem Körper verorten. Ich konnte den Raum der Lunge, des Magens, des Darms als Raum wahrnehmen. Ich merkte, wie meine Seele und mein Körper mehr eins wurden. Und manchmal war ich überrascht, dass damit auch mein Zeitempfinden anders wurde: Ich konnte feststellen, dass die Zeit langsamer vergeht, wenn meine Muskeln entspannt sind. Ich konnte auch spüren, wie sehr mein Wille und mein Ich in den Muskeln wohnen. Bewegung und Kraft können das Bewusstsein und das Ichgefühl stärken. Wenn die Muskeln sich entspannen, bekommt das Unbewusste mehr Platz: Träume, Fantasien und Sinneswahrnehmungen werden deutlicher.

> Nach und nach spürte ich durch Yoga eine immer bessere Verbindung zu mir selbst und zu anderen.

Nach und nach kam ich in Lebensbereichen weiter, in denen ich immer stagnierte. Und ich blieb beim Yoga – je mehr ich spürte, wie gut es mir tut, desto treuer. Einer meiner Lehrer sagte mal, das Schwierigste am Yoga sei der erste Schritt auf die Matte. Das Sich-Aufraffen und das Beginnen bleibt manchmal morgens immer noch das Schwierigste. Manchmal aber ist da auch eine unbändige Sehnsucht, und ich freue mich schon abends auf das Yoga am Morgen.

Yoga ist Meditation in Bewegung und gerade, wenn die innere Aufregung sehr groß ist, erscheint es manchmal unmöglich. Manchmal spüre ich dann, dass Yoga an so einem Morgen tatsächlich nicht angebracht ist. Und manchmal überwinde ich mich zum Yoga und bin überrascht, wie innerlich in mir die Sonne aufgeht. Das Yoga hat bei mir einen ähnlichen Effekt wie das warme Duschen: Hier kommen mir die besten Ideen.

Wenn du unter starken Ängsten leidest und gern vor dir selbst wegläufst, kann ich dir Yoga im Einzelunterricht empfehlen. Eine Stunde alle paar Wochen kann erst mal reichen – du bekommst von deinem Yogalehrer Übungen, die individuell auf dich abgestimmt sind. Es lassen sich zunehmend Yogalehrer im sogenannten Traumasensitiven Yoga ausbilden. Wenn du einen guten Lehrer, eine gute Lehrerin findest und sie nicht in deiner Nähe praktizieren, kann es sich auch lohnen, den weiteren Weg aufzunehmen, wenn du es dir eben leisten kannst.

> Wenn du unter starken Ängsten leidest und gern vor dir selbst wegläufst, empfehle ich dir Yoga im Einzelunterricht.

Mit Yoga erreichst du dein vegetatives Nervensystem: Obwohl wir es nicht direkt beeinflussen können, spürst du, dass es über die Körper- und Atemübungen indirekte Wege dorthin gibt. Traditionelles Yoga ist ein ganzheitliches Konzept – es steckt eine allumfassende Philosophie dahinter. Du kannst mit Yoga dein Leben sehr verändern. Fast automatisch veränderst du deine Ernährung und schläfst vielleicht besser. Vielleicht achtest du auch mehr auf deine Umgebung und richtest sie dir bewusster ein. Yoga bringt eine angenehme Ordnung ins Leben, die das Chaos der Angst manchmal aufnehmen, manchmal transformieren und manchmal einfach stehen lassen kann.

SCHRITT 4: STELLE GUTE BEZIEHUNGEN HER

Seelische Gesundheit heißt in Beziehung sein

Übertragung: Warum sehe ich in anderen die Bedrohung?

„Mir machen alle Menschen irgendwie Angst", sagt eine Betroffene. „Kaum lerne ich jemanden kennen, z. B. einen Arzt, eine Therapeutin oder eine Nachbarin, dann finde ich schon bald etwas, das ich bedrohlich finde. Manchmal ist es ein komischer Blick. Manchmal bekomme ich auch schon Angst, wenn ein Arzt etwas nicht weiß, was er eigentlich wissen sollte." Diese Angstpatientin ist verzweifelt. Schließlich sagt sie: „Ich möchte mal endlich die anderen Menschen normal sehen und nicht so komisch, wie ich das tue."

Kennst du den Begriff Übertragung? Dieser Begriff bedeutet, dass wir anderen Menschen unsere eigenen Vorstellungen von ihnen überstülpen. Es ist, als würden wir ihnen eine Maske aufsetzen und dann auf diese Maske reagieren.

Die Art, wie unsere Eltern mit uns umgingen, haben wir tief eingespeichert. Wir bekommen bestimmte Gefühle, wenn wir an unsere Eltern denken. Wenn wir „ausreichend gute" Eltern hatten, dann konnten wir uns gut von ihnen lösen. Das Überraschende aber: Wenn wir ziemlich „schlechte" Eltern hatten, dann fällt uns die Loslösung auf eine gewisse Art viel schwerer.

Ein Kind, das einen gefährlichen Vater oder eine gewalttätige Mutter hat, muss diesen Vater oder diese Mutter immer im Blick haben. „Wie ist die Mutter heute gelaunt? Was kommt beim Vater als Nächstes?", fragen sie sich. Kinder von psychisch schwachen Eltern sind ständig damit beschäftigt, sie zu beobachten, sich in sie einzufühlen und sie einzuschätzen. Sie verhalten sich wie Seeleute auf hoher See: Je besser sie aufpassen und je besser sie die Stürme und ihr eigenes Schiff kennen, desto besser können sie verhindern, unterzugehen.

Wenn wir mit einem so gebannten Blick auf unsere Eltern aufwuchsen, dann machen wir manchmal den Fehler, in anderen Menschen nach ähnlichen Anzeichen von Gefahr zu suchen. Wenn wir „dumme, schwache" Eltern hatten, dann fällt es uns schwer, anderen Menschen zu vertrauen. Allzu leicht glauben wir, dass auch auf andere Menschen wenig Verlass ist, dass sie nicht richtig denken können oder emotional instabil sind.

> Kinder von psychisch schwachen Eltern sind ständig damit beschäftigt, sie zu beobachten und sich in sie einzufühlen.

Es macht uns dann eine große Angst, andere Menschen beim Kennenlernen eben noch nicht zu kennen und sie somit noch nicht einschätzen zu können. Wir wissen dann nicht, was wir von anderen erwarten können. Wir behelfen uns dann damit, dass wir davon ausgehen, dass der oder die andere so ähnlich wie unser Vater, unsere Mutter oder unser Lehrer ist. Und schon haben wir das Gefühl, wir könnten in der neuen Beziehung „sicherer segeln". Wir haben Eigenschaften, die wir von unseren Eltern kennen, auf die neue Person übertragen.

Dadurch entsteht in dieser Person oft Ärger, denn er oder sie selbst sieht sich vielleicht ganz anders. Menschen, die sagen, dass jede ihrer Beziehungen von Ärger geprägt ist, leiden manchmal unter genau diesem Vorgang. Mühselig müssen wir dann verstehen, was wir eigentlich machen. Wir müssen irgendwie begreifen, dass eine Übertragung stattfindet. Egal, wen wir kennenlernen: Schnell sind wir enttäuscht und schnell entstehen Ärger und Streit, wenn wir mit der anderen Person wiederholen, was wir bei unseren Eltern erlebt haben. Das gibt uns im Erleben Sicherheit, auch, wenn wir leiden.

Wenn wir lernen, von dem Alten loszulassen und Unsicherheit zu akzeptieren, dann können wir neue Menschen vorsichtiger kennenlernen. Wir können neugieriger schauen: Wie ist der andere wirklich? Was überrascht mich? Was ist neu?

Enttäuschungen lassen sich nie verhindern. Immer wird es in Beziehungen etwas geben, was wir anders erwartet hätten. Aber dann ist es wichtig, den anderen von den eigenen Eltern und bisherigen Erfahrungen zu unterscheiden. Anstatt zu sagen: „Ich hab's doch gleich gewusst" oder „Ich habe den sofort so eingeschätzt, ich kenne solche Menschen", ist es wichtig, einmal still zu werden.

Wir können im Innehalten versuchen, offen zu bleiben und uns zu fragen, ob wir uns wirklich so sicher sein können, den anderen zu kennen. Wenn wir wissen, dass es so etwas wie eine Übertragung gibt, dann können wir sie vielleicht sogar erkennen. Wir können infrage stellen, ob wir den anderen wirklich richtig erfassen, und wir können uns überraschen lassen. Und dann stellen wir mit der Zeit fest, dass unsere Beziehungen befriedigender und besser werden.

Wir können uns dann zunehmend entspannen und sind mit dem anderen und mit uns selbst nicht mehr so streng. Wir können vielleicht eher sehen, dass auch der andere seine eigenen Qualen erleidet, die unseren manchmal vielleicht gar nicht so unähnlich sind.

Verbesserte Beziehungen sind aus meiner Sicht das beste Mittel gegen die Angst. Wenn wir uns bei anderen Menschen gut aufgehoben fühlen, dann merken wir manchmal, dass die Angst weit weg ist. Um dahin zu kommen, brauchen wir jedoch sehr viel Geduld mit uns selbst – und mit dem anderen.

Einsamkeit bewältigen

„Vordergründig rede ich mit den Menschen. Aber innerlich bin ich ganz mit mir beschäftigt und völlig abwesend. Ich grüble über meine größten Ängste und fühle mich ganz weit weg vom anderen, während ich mit ihm lache", sagt eine Patientin. Sie fühlt sich unendlich einsam. Einerseits macht ihr das Alleinsein Angst, andererseits bekommt sie gerade im Zusammensein mit anderen Panikattacken – oder sie fühlt sich eben einsam.

Verbesserte Beziehungen sind aus meiner Sicht das beste Mittel gegen die Angst.

„Mit mir geht's nicht und ohne mich geht's auch nicht", sagte meine Psychotherapeutin damals ganz am Anfang meiner Therapie. Das hat mir sehr große Angst gemacht – welcher Zustand könnte dann überhaupt richtig sein? Vielleicht kennst du dieses Dilemma auch. Ziel einer Psychotherapie ist es, dass man sagen kann: „Es geht mit dem anderen, aber es geht auch ohne ihn." Einsamen Menschen fehlt es oft an einer bestimmten Erfahrung. Es fehlt ihnen an der Fähigkeit, im Zu-zweit-Sein allein zu sein. Der Psychoanalytiker Donald Winnicott hat dieses Bild geprägt (Winnicott, 1958).

Wenn du schon Kinder hast, dann weißt du vielleicht, wie gemütlich es sein kann, wenn du einen Kuchenteig zubereitest, während dein kleines Kind neben dir am Boden mit seinen Sachen spielt. Ihr seid dann beide in eure Tätigkeit versunken. Jeder ist für sich und dennoch fühlt ihr euch verbunden – ein idealer Zustand.

Nun ist Beziehung etwas, das nicht nur außen, sondern auch innen stattfindet. Du hast sowohl zu dir selbst eine Beziehung als auch zu den Menschen, die in deiner Vorstellung „in dir" sind. Wenn du nun überwiegend schlechte Erfahrungen mit deinen Eltern als Kleinkind gemacht hast, dann sind deine inneren Bilder möglicherweise ebenfalls negativ eingefärbt.

> Wenn du die Erfahrung machen kannst, dass du verständnisvoll und warmherzig behandelt wirst, kann sich etwas verändern.

Am häufigsten sagen einsame Menschen meiner Erfahrung nach: „Der andere versteht mich nicht." Einsame Menschen spüren tief innen ihre schweren und schwersten Verletzungen. Diese Verletzungen sind einzigartig. Und die anderen scheinen davon vielleicht noch nicht einmal etwas zu ahnen. So kommen natürlich rasch Einsamkeitsgefühle auf: Du fühlst dich ziemlich allein auf der Welt.

Wenn du im Leben jedoch die Erfahrung machen kannst, dass du verständnisvoll und warmherzig behandelt wirst, dann kann sich etwas verändern. Vielleicht kannst du einem anderen Menschen offen von dir erzählen. Und dann wird der oder die andere vielleicht ganz schweigsam und sagt: „Ich kenne etwas ganz Ähnliches."

Wir können die Erfahrung machen, dass zwar jeder ein anderes Leid hat, dass die damit verbundenen Gefühle aber sehr ähnlich oder zumindest nachvollziehbar sein können. Wenn du einem Menschen begegnest und daran glaubst, dass auch er sein persönliches Leiden hat, fühlst du dich wahrscheinlich schon etwas weniger einsam.

Einsamkeit stellen wir manchmal selbst her, indem wir auf andere herabsehen, indem wir sie nicht ernst nehmen und sie für dumm oder oberflächlich halten. Dies ist die Folge von frühen Erfahrungen, die wir selbst gemacht hatten – wir wurden selbst nicht ausreichend mit Respekt und Vorsicht behandelt. Sobald wir aber wissen, wie es sich anfühlt, von einem anderen Menschen wirklich ernst genommen zu werden, fällt es uns auch leichter, andere Menschen ernst zu nehmen. Diese Erfahrung können wir mit guten Lehrern machen – sei es in der Psychotherapie, im Sport oder im Musikunterricht.

Sich aus der Einsamkeit herauszuarbeiten kostet viel Zeit, und du musst viele Erfahrungen machen – manchmal auch schlechte. Meistens sind ehrliche Gespräche ein Weg aus der Einsamkeit. Wenn du denkst: „Der andere versteht mich nicht und braucht dieses oder jenes gar nicht zu wissen“, dann gibst du dich abgekapselt. Wenn der andere genau so verfährt und nicht preisgibt, wie es ihm wirklich geht, dann besteht eine Kommunikation aneinander vorbei. Und das macht sehr einsam.

Dasselbe gilt für die Wut. Angst entsteht mitunter durch unterdrückte Wut. Wenn du chronisch wütend bist, aber nie mit denjenigen sprichst, auf die du wütend bist, tut das deiner Seele nicht gut. Es macht dich zudem noch einsamer. Doch vielleicht hast du ja Angst, deine Wut auszudrücken, weil du die Erfahrung gemacht hast, dass Wut immer nur mit Geschrei und lautem Streit verbunden ist.

Wut wird laut, wenn du sie lange unterdrückst. Aber selbst dann kannst du dich auch um ruhige Gespräche bemühen. Vielleicht gehst du oft davon aus, dass der andere dich nicht versteht, und vielleicht verleitet dich das zum Lautwerden. Doch der andere versteht viel besser, wenn das Gespräch möglichst ruhig bleibt. Diese hohe Kunst kannst du z. B. durch Meditation oder Psychotherapie erlernen, aber auch durch die Hingabe an ein Thema, das dir sehr am Herzen liegt. Erwarte dabei nicht, dass sich die andere Person sofort ändert oder das tut, was du dir wünschst. Wichtig ist erst einmal, dass du dich äußerst.

Einsamkeit – ob in Gruppen oder allein – entsteht oft dann, wenn man sich als völlig getrennt von anderen erlebt. Wenn du dir vorstellen kannst, dass auch andere Menschen so leiden können wie du, dann mag das ein erster Schritt aus der Einsamkeit sein. Wenn du die Fähigkeit erwirbst, wirklich mit dir allein zu sein (auch auf lange Sicht), kann die Einsamkeit ebenfalls vergehen.

Was vielleicht jedoch bleiben wird, ist die tiefe Einsamkeit in dir, die daher rührt, dass du ganz individuelle, vielleicht extrem quälende Erfahrungen gemacht hast. Du hast eine Innenwelt, in die andere nur begrenzt einsteigen können, z. B. ein Psychoanalytiker während der Analyse. Deine Wunde ist in dir und du fühlst sie. Das mag ein Gefühl tiefster Einsamkeit erwecken. Doch das Paradoxe ist: Wenn du diese Art der tiefen Einsamkeit tolerieren lernst, dann erwächst eine Stärke in dir, die fernab von der krankhaften Angst liegen kann.

> Wenn du die Fähigkeit erwirbst, wirklich mit dir allein zu sein, kann die Einsamkeit vergehen.

Du kannst sehr vieles ändern, aber du brauchst sehr viel Zeit und es kostet viel Aufwand. Und manchmal muss man zu sehr vielem bereit sein. Ich war sehr lange auf Partnersuche, doch meine Angst vor Nähe war so groß, dass ich immer wieder weglief. Ein emotionaler Reflex, und ich hatte den anderen weggestoßen. Schließlich nahm ich mir vor, nicht mehr wegzulaufen. Ich spürte, wie mein Herz krampfte und wie ich manchmal dachte, ich müsste vor Angst sterben. Doch ich dachte: „Selbst wenn ich dabei sterben muss – ich werde diesmal nicht weglaufen."

Die inneren Kämpfe sind viel größer, als wir heute in unserer modernen Welt vielleicht glauben wollen. Es bleibt uns nichts anderes, als uns selbst auf die Spur zu kommen. Je besser wir uns selbst kennenlernen, desto besser verstehen wir die anderen. So kann die Einsamkeit zurückgehen. Wir haben weniger Angst, wenn wir sehen, dass uns der andere weder einengen noch abstoßen will und dass auch der andere möchte, dass es uns gut geht. Wenn wir spüren, dass der andere uns halten, aber nicht festhalten will, und wenn wir lernen, uns auch einmal trösten zu lassen, dann gehen damit sowohl die Einsamkeit als auch die Angst zurück.

SCHRITT 5: SUCHE NACH DER WAHRHEIT

Wenn du deine inneren Wahrheiten kennst, kannst du nicht mehr so tief fallen

Ablenken oder in sich gehen?

Als ich mich das erste Mal mit meiner starken Angst in der Studierenden-Ambulanz der Uniklinik vorstellte, sagte die Sekretärin: „Ablenken, ablenken, ablenken! Wenn Sie Angst haben, gehen Sie mit Ihrer Aufmerksamkeit nach außen – schauen Sie sich die Umgebung an und konzentrieren Sie sich auf das, was Sie dort sehen." Bis heute weiß ich nicht, wie ich diesen Satz einordnen soll. Fand ich ihn beruhigend? Fand ich ihn zweifelhaft? Der nächste Fachmann sagte mir: „Nicht vor der Angst weglaufen. Begeben Sie sich in die Mitte des Sturms. Nur so finden Sie den Weg hinaus."

Diese zwei Sichtweisen sind mir immer wieder begegnet. In der verhaltenstherapeutischen Klinik, in der ich arbeitete, lag der Schwerpunkt oft auf der Ablenkung. Andererseits bekamen die Patienten Achtsamkeitsübungen an die Hand und wurden in der sogenannten Akzeptanz- und Commitment-Therapie (ACT) unterrichtet. In der Psychoanalyse geht es eher um das Sich-Begeben in die Mitte der Angst, wobei man sich ganz langsam herantastet. Man möchte sich kennenlernen. Und manchmal hat man auch das Gefühl, keine andere Wahl zu haben.

Wenn du an Panik leidest und dich fragst, wie du am besten damit klarkommen kannst, dann hängt das von vielen Faktoren ab. Einmal sah ich eine Fernsehmoderatorin, die allem Anschein nach während der Moderation eine Panikattacke erlitt, die ziemlich lange anhielt. Ich hatte das Gefühl, ihr diese Angst an ihrer Art der Unterhaltung anzusehen. Sie war zutiefst unruhig, sprach abgehackt und wollte anscheinend, dass die Stunde rasch vorbeigeht.

> In der Psychoanalyse geht es um das Sich-Begeben in die Mitte der Angst.

Aus eigenen Angstattacken kenne ich das Gefühl, vordergründig funktionstüchtig zu bleiben. Ich kann „ganz normal" mit den anderen sprechen, doch die Konzentration lässt nach. Die Psyche scheint sich zu teilen: Der „obere Anteil" kann im Gespräch mit dem anderen bleiben, während der „untere Anteil" ganz tief verzweifelt und einsam ist. Hinzu kann das Gefühl kommen, dass man die eigene Stimme wie einen Hall hört und dies als unangenehm empfindet. Man möchte sich selbst nicht mehr sprechen hören, und der Drang, sich abzulenken und vor sich selbst zu fliehen, ist ganz groß.

Wenn wir so erschreckende Erfahrungen gemacht haben, dann wollen wir weitere Erfahrungen dieser Art vermeiden. Vielleicht kennst du das alles auch: Du versuchst, dich abzulenken, dir viele Termine in den Kalender zu legen und viel zu erleben. Doch das Problem dabei ist, dass unsere Angst und der Grund für unsere Angst davon ja nicht wirklich vergehen. Wir spüren, dass diese dunkle Seite oder die Wunde in uns weiterhin dableibt.

Wenn wir unseren inneren Schrecken „wegsperren“, dann befürchten wir vielleicht, dass er in seinem Gefängnis wächst und uns irgendwann überflutet. Das ist ein Grund, warum manche Menschen auch nicht so gut mit der „Tresor-Übung“ zurechtkommen, die manchmal in Therapien angewendet wird. Bei der Tresor-Übung stellt man sich vor, dass das angstmachende Thema in einen Tresor kommt und dort eingeschlossen wird. Es gibt verschiedene Versionen, wie dann mit dem Schlüssel umgegangen wird. Oft soll man sich vorstellen, den Schlüssel in der Hand zu halten und selbst zu steuern, wann man an den Tresor herangeht und wann nicht. Hierbei wird die Angst jedoch wie ein unverstandenes Kind behandelt, das uns stört und in Schrecken versetzt. Wir sperren dieses Kind ein und hören weg, obwohl noch so viel gesagt und gehört werden will.

Es ist hilfreich, der Angst in sich selbst ausreichend Raum zu geben und sie zu erkunden.

Es gibt allerdings viele Betroffene, die mit der Tresor-Übung und der Ablenkung sehr gut zurechtkommen. Schließlich sind unsere Abwehrmechanismen auch etwas Gesundes, und so manche psychische Störung zeichnet sich dadurch aus, dass die Abwehr zu schwach ist und die Betroffenen sich gegenüber den eigenen inneren Regungen zu schlecht abgrenzen können.

Es kann sehr sinnvoll sein, sich während einer Panikattacke mit einem Kreuzworträtsel oder einem Sudoku abzulenken. Dennoch empfinde ich es als sehr viel hilfreicher, der Angst in sich selbst ausreichend Raum zu geben und sie zu erkunden.

Wenn ich dir aber jetzt sage, du sollst dich in deine Angst begeben, sie aushalten und verstehen lernen, dann würde ich dich damit möglicherweise wirklich überfordern. Denn die eigene Angst in sich zu halten und auszuhalten gelingt erst, wenn es etwas in dir gibt, das diese Angst halten und aushalten kann. Du brauchst also so etwas wie „innere Hände“, in die du deine Angst legen kannst.

Das funktioniert natürlich kaum, wenn du gerade von deiner Angst wie von einem Tsunami überwältigt wirst. Was mir da sehr geholfen hat, ist das Wissen, dass ich, wenn ich gar nichts mehr tun kann, immer noch beobachten kann, was da passiert. Egal, wie unsere Angst in uns tobt: Selbst wenn wir von einer Tsunamiwelle überrollt werden, können wir oft noch denken und „sehen“, was da passiert. Selbst wenn wir in einem Bann sind, können wir spüren, dass wir im Bann sind. Es ist ähnlich, wie wenn wir stürzen: Wir denken in diesen Bruchteilen von Sekunden sehr viel. Wir malen uns aus, wie schwer unsere Verletzung sein wird, und wir versuchen, uns noch irgendwie gut zu fangen.

Doch insgesamt siehst du: Ob Ablenkung oder ein Sich-Hineinbegeben in die Angst besser ist zur Angstbewältigung, lässt sich nur schwer beantworten. Die Antwort hängt davon ab, wo du dich im Leben befindest – ob du schon eine Therapie gemacht hast, ob du vielleicht mitten in einer Psychoanalyse bist oder ob du dich überhaupt das erste Mal intensiver mit deiner Angst beschäftigst und noch gar keine Idee davon hast, wie du dir selbst helfen könntest.

Du selbst wirst wissen, was dich in dieser Phase deines Lebens am meisten weiterbringt. Jeder Mensch wird seine eigene Antwort darauf finden, wie er mit seiner Angst und den darunterliegenden Traumata umgehen wird. Ich selbst finde es inzwischen am hilfreichsten, mich eben nicht abzulenken, sondern auch in der Angst auf die Suche zu gehen nach Verstehen.

Die Angst vor dem Verrücktwerden

Was bedeutet es eigentlich, „verrückt“ zu werden? „Verrücktwerden“ heißt unter anderem, dass wir nicht mehr mit anderen kommunizieren können – wir sind von ihnen „weggerückt“, also „ver-rückt“. Die anderen verstehen uns nicht mehr.

Einmal sah ich im Studentenwohnheim eine junge Studentin nach einer missglückten Prüfung durch den Hof laufen. Sie hielt sich die Hände an den Kopf und rief die ganze Zeit: „Er hat mich verrückt gemacht!“, womit sie den Professor aus der Prüfung meinte. Sie lief so lange schreiend herum, bis der Krankenwagen kam und sie abholte. Ein absoluter Horror, wenn man noch nicht verstanden hat, wie so etwas zustande kommen kann.

Der Psychoanalytiker Donald Winnicott (1974) hat sich sehr viel mit tiefen Ängsten beschäftigt. Er beschreibt grundlegende Ängste, die wir in unserer psychischen Entwicklung haben können. Er spricht von Agonien, also Todesqualen, weil er das Wort „Angst“ für zu schwach hält. Zu den vier Agonien gehören aus seiner Sicht:

Als erste Agonie die Angst vor der Rückkehr in einen „unintegrierten Zustand“, das heißt, dass innerlich nur noch Chaos herrscht und wir nichts mehr in uns verstehen und sortieren können. Wir wehren diese Angst ab, indem wir Dinge, die wir als gefährlich empfinden, sozusagen auf eine Insel schicken. Wir wollen das Erschreckende nicht mehr fühlen und wir wollen uns nicht mehr daran erinnern können. Der Nachteil aber ist dann eine Desintegration: Das Unerwünschte soll psychisch draußen bleiben. Es ist, als wollten wir die Kaffeetassen eines Geschirrs in der Garage lagern, während die anderen Geschirrteile im Küchenschrank sind. Was zusammengehört, haben wir getrennt, und das ruft komische Gefühle in uns hervor.

Doch die Tassen wollen bildlich gesprochen zurück zu ihren passenden Tellern und Untertassen.

Wenn wir psychisch nicht mehr das getrennt halten können, was wir gerne trennen würden, dann sagen Psychoanalytiker auch manchmal: „Die Abwehr bricht zusammen." Damit meinen sie, dass unsere angsterfüllten Gedanken und Gefühle sich nicht mehr zurückhalten lassen und wir von großer Angst überströmt werden. So ein Erlebnis ist oft erschreckend, aber oft auch der erste Schritt zu großen, stabilisierenden Veränderungen. Manchmal ist es auf Dauer problematischer, im Gleichgewicht zu bleiben, als es einmal zu verlieren, um sich neu sortieren zu können.

Als zweite Agonie (oder „große Angst") nennt Winnicott die Angst, für immer zu fallen. Diese Angst kennen wir aus Alpträumen, in denen wir in die Tiefe fallen. Wir wissen dann nicht, ob dieses Fallen ins Schwarze jemals aufhört. Dies ist eine sehr menschliche Angst, die vielleicht jeder in dem ein oder anderen Ausmaß kennt. Wenn diese Angst zu fallen, sehr stark wird, versuchen wir uns selbst zu halten, indem wir uns innerlich beruhigende Worte sagen oder uns körperlich bewegen, um den Boden zu spüren.

Manchmal ist es auf Dauer problematischer, im Gleichgewicht zu bleiben, als es zu verlieren, um sich neu sortieren zu können.

Unser inneres Erleben ist vom Äußeren stark abhängig. Wenn wir den Boden unter den Füßen bewusst spüren, haben wir auch weniger Angst, psychisch zu fallen. Innerer Halt ist für unsere psychische Gesundheit enorm wichtig.

Wenn kleine Kinder aus verwahrlosten Familien kommen, dann „halten sie sich selbst", indem sie sich selbst umarmen und nach vorne und hinten schaukeln. Diese extreme Form von Sich-Halten sieht man bei Menschen, die innerlich wie äußerlich völlig ohne Halt sind. Sie haben keine vertrauten Beziehungen, sie sind ohne eine schützende Umgebung und ohne Verstehen. Wir sehen dann ganz genau, wie schlecht es einem Menschen gehen kann. Doch die Erfahrung, dass eine „haltende Beziehung" zu einem anderen Menschen aus diesem Zustand befreien kann, beruhigt.

Eine dritte Agonie bestehe in der Angst, dass Körper und Seele auseinanderfallen, so Winnicott. Wenn es uns gut geht, dann haben wir vielleicht das Gefühl, dass wir selbst in uns wohnen. Viele sagen auch: Meine Seele wohnt in meinem Körper. Wir fühlen uns körperlich und seelisch wohl, wir fühlen uns mit uns eins.

Wenn dieser Zustand bedroht ist, bekommen wir große Angst. Diese Angst ist manchmal spürbar in dem Gefühl der sogenannten Depersonalisation: Wir schauen auf unsere Hand und sie kommt uns fremd vor oder wir hören unsere Stimme und sie ist uns unheimlich. Wir haben dann ein ganz unangenehmes Ichgefühl. Hier behelfen wir uns unter Umständen damit, dass wir unsere Hände auf die Oberschenkel hauen, dass wir uns bewegen oder mit den Beinen aufstampfen. Dann fühlen wir uns wieder mehr eins und können so den Anfall von Depersonalisation manchmal bewusst beenden.

Schließlich können wir große Angst davor haben, das Gefühl für die Realität zu verlieren, nach Winnicott die vierte Agonie. Wenn wir z. B. nachts aufwachen und noch nicht richtig sicher sind, ob wir noch träumen oder ob wir schon wach sind, dann macht uns das große Angst. Während einer Panikattacke kommt uns die Welt manchmal seltsam unwirklich vor. Wir sind dann sehr erleichtert, wenn nach einer Weile das Gefühl für die Realität zurückkehrt. Manche wehren diese Angst ab, indem sie sehr ichbezogen sind.

Interessanterweise hören diese Gefühle des Auseinanderfallens manchmal auf, wenn wir richtig wütend sind. In dem hervorragenden Film „Sörensen hat Angst“ von und mit Bjarne Mädel wird gezeigt, wie der Hauptdarsteller in einem engen Gang in einem Gebäude Angst bekommt. Der Gang scheint sich vor seinen Augen regelrecht zu verengen. Als er ein zweites Mal durch diesen Gang geht, ist er sehr wütend. Nun sieht er den Gang klar und geht festen Schrittes auf die Bürotür des Gesprächspartners zu.

> Wir können große Angst davor haben, das Gefühl für die Realität zu verlieren.

Nach Winnicott ist es wichtig, diesen schweren Ängsten Raum zu geben. Vermutlich durchliefen wir diese Ängste ziemlich stark, als wir Kinder waren und uns zu reiferen Erwachsenen entwickelten. Unsere Mutter half uns dabei mit ihren verstehenden Blicken, ihrer Mimik, ihrem Körper und ihrer Stimme, unser inneres Chaos zu ordnen.

Wir spüren irgendwo tief in uns noch genau, welch große Ängste zu Beginn unseres Lebens vermutlich in uns waren. Es ist sehr erleichternd, wenn da in der schweren Angst jemand ist, der sich davor selbst nicht mehr so sehr fürchtet, weil er vieles selbst durchlebt hat und das Vertrauen hat, dass eine emotionale Beziehung hier helfen und heilen kann.

Letzten Endes ist die Angstvorstellung, die wir von der Zukunft haben, etwas, das uns in der Vergangenheit schon passiert ist, sagt Winnicott. Wer starke Angst hat vor dem Verrücktwerden, der hat dieses „Verrücktwerden“ bereits einmal erlebt, doch es fehlt die bewusste Erinnerung daran.

Babys und kleine Kinder können solche Zustände des „Verrücktwerdens“ erleben, weil sie psychisch noch nicht reif genug sind, um mit schweren Erlebnissen fertig zu werden. Fast immer spielt die Beziehung zur Mutter eine große Rolle: Wenn die Beziehung zur Mutter grob missglückt, wenn die Mutter nicht mehr die Beruhigende ist, sondern diejenige, die verunsichert, verrückt macht und gefährlich ist, dann zweifeln wir an uns selbst. Schreckliche Zustände und Gefühle einer Katastrophe können die Folge sein.

Wenn solche starken Ängste später im Leben wieder auftauchen, können sie anfangs nur schwer eingefangen und verstanden werden. Manchen Betroffenen gelingt es, sich irgendwie selbst zu helfen, doch meistens ist eine neue Beziehungserfahrung notwendig, um diese Ängste von Grund auf zu lindern.

Mythen und Märchen machen Angst – und helfen dir aus deiner Angst

Das Märchen „Von einem, der auszog, das Fürchten zu lernen" erzählt von einem jungen Mann, der vor nichts Angst hat. Er zieht in die Welt und probiert alle möglichen Dinge aus, um Angst zu bekommen. Nichts hilft. Erst, als er sich verliebt und der Frau einen Kuss geben soll, hat er es endlich „geschafft": Er wird von seiner Angst schier überwältigt.

Dieses Märchen zeigt, wie es so manchem mit einer Angststörung geht: Konkrete Dinge sind manchmal ganz leicht zu bewältigen. Wenn jetzt bei dir vor der Haustüre ein Unfall passierte, könntest du vielleicht mit relativ kühlem Kopf helfen. Die konkrete Herausforderung zwingt dich zum Denken und zum Handeln. Vielleicht bist du sogar im Gegensatz zu anderen Menschen in brenzligen Situationen ganz besonders ruhig. Doch wenn sich deine beste Freundin zum Übernachten ankündigt, dann fühlst du dich beklommen. Wenn es um nahe Beziehungen geht, dann kommen schwer zu erfassende Ängste und wir kämpfen mit schweißigen Händen.

Märchen spiegeln unser Innerstes wider. Sie sind nah an unseren Träumen und beschreiben, wie unser Unbewusstes funktioniert. Kinder haben oft noch einen guten Kontakt zu diesen inneren Welten. Sie haben oft noch nicht so ein starkes Gewissen und verstehen auf eine bestimmte Art, was in den Märchen passiert. Als Erwachsene bedeuten uns Märchen manchmal nicht viel. Wir finden sie vielleicht einfach grausam. Ähnlich ist es mit den griechischen Sagen oder anderen Geschichten. Sie bereiten uns Unbehagen. „Warum soll ich mich mit solchen Dingen befassen?“, fragst du dich vielleicht. „Ist doch alles nur erfunden.“

So erfunden ist es jedoch vielleicht gar nicht. Märchen, Mythen und religiöse Geschichten spiegeln innere Realitäten wider und können dir vielleicht bei der Bewältigung deiner Angst helfen. Sie enthalten Geschichten, die sich in unserem Unbewussten oft abspielen. Sie beschreiben Beziehungen, Gefühle und Konflikte, die die Menschen seit jeher beschäftigen. Sie können dir als Landkarte dienen, um dich selbst besser zu verstehen.

Märchen spiegeln unser Innerstes wider. Sie sind nah an unseren Träumen und beschreiben, wie unser Unbewusstes funktioniert.

Der französische Maler Gérard Garouste (geb. 1946) hatte einen grausamen Vater. Als sein eigenes Kind geboren wurde, wurde er psychotisch und verbrachte lange Zeit in der Psychiatrie. Er fand schließlich einen eigenen Weg, um aus seiner Krankheit herauszufinden: Er begann, sich mit religiösen Texten, mit Literatur, mit Mythen, Gedichten und Sagen zu beschäftigen. Er verarbeitete vieles davon in seinen Gemälden und machte weiterhin Psychotherapie. Diese Mischung verhalf ihm zu der Fähigkeit, seine starken Gefühle und Fantasien einzuordnen und sich damit zu beruhigen.

Unser Unbewusstes arbeitet anders als unser Bewusstsein. Auch im Unbewussten bestehen sinnvolle Zusammenhänge, aber sie unterscheiden sich von unserem bewussten Denken. Unser Unbewusstes arbeitet oft mit Gegensätzen: Wenn wir träumen, ist es egal, ob etwas hoch oder tief ist – wir fallen und nehmen quasi die Strecke zwischen „oben und unten“ wahr. Das lateinische Wort für „hoch“ und „tief“ ist dasselbe: altus. Zeiten scheinen in unserem Unbewussten keine Rolle zu spielen, alles geht durcheinander. Mal sind wir im Traum alt, plötzlich sind wir wieder Kind. Dieses Ungeordnete, Unkontrollierbare macht uns oft große Angst.

Auch unsere unbewussten Feindseligkeiten finden sich in vielen Mythen und religiösen Geschichten wieder: Wir beneiden unseren Bruder so sehr, dass wir ihn tief in unserem Inneren vielleicht manchmal auslöschen möchten. In der Bibel finden wir die Geschichte von Kain, der so neidisch auf seinen Bruder Abel ist, dass er ihn tötet. Es kann uns guttun, zu entdecken, dass unsere „innere Mordlust“ in Geschichten wiederzufinden ist. So kann es eine Geschichte bleiben – wir können unsere Gelüste und unsere innere Gewalt verarbeiten, ohne sie in die Tat umsetzen zu müssen.

Auch unser festes Bild von der perfekten Mutterliebe wird in den Märchen gelockert. Im Märchen „Hänsel und Gretel“ schickt die Mutter ihre Kinder tief in den Wald. Und so manches Mal schicken wir unsere herausfordernden Kinder innerlich weg, wenn wir müde sind. In manchen Versionen des Märchens ist es nicht die leibliche Mutter, sondern die Stiefmutter, die die Kinder wegschickt, und es ist die Hexe, die den Kindern Böses tun will.

Wenn wir das psychologisch betrachten, dann kann man sagen: Mutter, Stiefmutter und die Hexe sind ein und dieselbe Person. Doch weil es so schwer auszuhalten ist, eine „schlechte Mutter“ zu sein, muss die „böse Mutter“ neben der „guten Mutter“ stehen. Die böse Stiefmutter steht neben der Mutter, damit die Mutter gut bleiben kann. Dass wir uns selbst manchmal „teilen“, merken wir daran, dass wir manchmal so etwas sagen wie: „Als ich so böse wurde, da war ich nicht ganz ich selbst.“

Auch moderne Serien und Computerspiele greifen häufig auf alte Sagen und Märchen zurück. Wir finden diese Geschichten immer wieder in unserer Seele: Der verlorene Sohn, der nicht mehr zu retten scheint (Lukas-Evangelium 15,11–32), der trinkende Vater, der die Familie zerstört (Dostojewski, „Die Brüder Karamasow“), die alte Hexe, die mit ihrer Kinderlosigkeit nicht zurechtkommt (das Märchen „Rapunzel“).

Es geht um Macht und Ohnmacht, um Intrigen und um die Liebe. Wer sich mit Sagen und Märchen auskennt, erkennt Muster aus dem eigenen (Innen-)Leben wieder. Sagen und Märchen helfen uns dabei, Dinge zu erkennen, die wir nicht wahrhaben wollen. Wenn wir als Mutter denken, dass wir jetzt einmal vor unserem Kind Ruhe brauchen, dann fühlen wir uns wie eine „Hexe“. Solche Vorstellungen und Gefühle gehören zum Menschsein dazu.

Auch moderne Serien und Computerspiele greifen häufig auf alte Sagen und Märchen zurück.

Manchmal merken wir vielleicht, wie es uns nach dem Lesen eines Märchens besser geht, ohne dass wir sagen könnten, warum eigentlich. Doch wir spüren, dass wir durch die Geschichte innerlich irgendwo berührt und verstanden wurden. Die Beschäftigung mit dem Bösen ist dabei sehr wichtig. Sobald das Böse erkannt wird und einen Namen bekommt, kann es sich manchmal auflösen – wie in dem Märchen „Rumpelstilzchen“. Genauso geht es uns auf unserer

Reise zu den Quellen unserer krankhaften Angst: Sobald Ursachen und Zusammenhänge erkannt werden, löst sich die Angst manchmal regelrecht auf.

Auch ich bin böse: Über Abwehrmechanismen

Wir alle wollen gute Menschen sein. Wir wollen niemandem wehtun. Manche wollen sogar den Hass abschaffen. Doch wo die Liebe ist, ist der Hass immer ganz nah.

Dass wir das Schlechte aus uns heraushaben wollen, hat eine körperliche Grundlage: Wenn wir etwas gegessen haben – und sei es noch so gut –, dann kommt es durch unser Verdauungssystem. Das Schlechte wird aussortiert und ausgeschieden, das Gute darf bleiben. Wenn wir einatmen, atmen wir die gute Luft ein, doch bei jedem Ausatmen muss die verbrauchte Luft gehen.

Wir können diesen Mechanismus auch auf unsere Seele übertragen. Was wir gerne fühlen, sind gute Gefühle wie Zuneigung, Liebe, Freude, Zufriedenheit und Gelassenheit. Ungern hingegen fühlen wir Neid, Eifersucht, Wut, Hass, Orientierungslosigkeit, Einsamkeit, Spannungen oder Zweifel. Sobald wir das Schlechte in uns spüren, setzt unsere Seele mit ihren Abwehrmechanismen ein. Oft entsteht dabei Angst vor dem eigenen inneren Schlechten.

Oft behelfen wir uns mit einer Art Spaltung: Wir selbst fühlen uns gut, während die anderen schlecht sind. Wir alle kennen Streitereien, in denen der andere zu uns sagt: „Schrei doch nicht so!“ Und wir antworten laut: „Ich schreie doch gar nicht!“ Das nennt man Projektion. Das heißt, ich bemerke meine eigene Wut nicht, sondern ich sehe die Wut beim anderen. Ich habe die Wut aus mir aussortiert. Ich will sie nicht wahrhaben.

Projektion ist ein sehr häufiger Abwehrmechanismus, den wir täglich einsetzen. Ich sehe im anderen die Dinge, die ich selbst an mir nicht mag. „Die macht immer so einen Stress!“, sagen wir über die Kollegin und merken gar nicht, wie wir selbst die anderen stressen. Solche Projektionen sind normal und teilweise auch gesund. Die Spaltung der Welt in Gut und Böse, die Projektion des Schlechten nach außen sind die ersten organisierenden Schritte, die wir als kleines Kind in unserer Psyche gehen. Wir halten uns selbst damit „rein“ und werten uns auf, indem wir den anderen abwerten. Der Schmutz soll beim anderen bleiben.

Wenn wir aber mit unseren Abwehrmechanismen übertreiben, dann kann daraus Angst entstehen. Am besten lässt sich das am Beispiel der Wut erklären: Wenn du vielleicht bei strengen Eltern aufgewachsen bist, die dir nicht erlaubt haben, wütend oder aggressiv zu sein, dann hast du gelernt, deine Wut zu unterdrücken. Du unterdrückst die Wut vielleicht so weit, dass du selbst gar nicht mehr bemerkst, wenn du wütend bist. Umso leichter aber bemerkst du, wenn Menschen um dich herum wütend sind. Du entdeckst in den anderen wütenden Menschen etwas wieder, was eigentlich zu dir selbst gehört.

Und auf einmal fühlst du dich verfolgt, weil du spürst, dass du deine eigene Wut nicht mehr länger unter dem Deckel halten kannst. Aus dieser Situation können „unfassbare“ Ängste entstehen, weil du deine eigene Wut nicht fühlen willst, die dir aber Angst macht. Du siehst deine eigene Wut beim anderen und fühlst dich dann verfolgt. Das ist sehr kompliziert.

Angst und Wut sind oft zwei Seiten derselben Medaille. Du befürchtest vielleicht, dass deine Wut so groß wird, dass sie alles zerstören könnte. Hier fühlst du dich unbewusst vielleicht größer und mächtiger, als du bist. Sobald du aber erkennst, dass du selbst wütend bist, passiert ganz viel. Zuerst willst du dir deine Wut vielleicht wieder verbieten. Du willst sie verdrängen. Oder aber du bist enttäuscht von dir, dass du „schon wieder ausgerastet“ bist. Es fühlt sich unangenehm für dich an, deine Aggressionen in dir zu spüren.

Es passiert aber auch etwas anderes: Die Umwelt hellt sich auf. Die anderen werden auf einmal besser, weil die Gefühle jetzt wieder richtiger verteilt sind. Du hast dir deine Wut zu dir zurückgeholt, wo sie auch hingehört. Das schafft ein Gefühl von psychischer Ordnung und Kontrolle.

Während du vorher dachtest, nur der andere sei wütend, spürst du vielleicht jetzt endlich wieder deine eigene Wut. Und du merkst: So böse ist der andere gar nicht. Und weil du nicht ständig Energie darauf verwenden musst, deine Wut wegzudrängen, bekommst du auch wieder mehr Kraft und mehr „Grip“. Du spürst deine Wut und du weißt: Das ist deine eigene Wut. Das ist dein inneres Leben. Dieses Gefühl kann bei Depressionen sogar wieder die Lebensfreude wecken.

> Angst und Wut sind oft zwei Seiten derselben Medaille.

Nun hast du aber vielleicht weiterhin ein strenges Über-Ich und kannst kaum akzeptieren, dass du so wütend bist. Das gilt es zu beobachten. Vielleicht quälst du dich nach deiner Selbsterkenntnis mit Selbstvorwürfen. Und auch das ist eine Art von Abwehrmechanismus. Du versuchst, dich selbst für deine Aggression zu bestrafen, bevor es ein anderer tut.

Wir Menschen leiden sehr oft unter Schuldgefühlen und wünschen uns nichts mehr, als von unserer Schuld befreit zu werden. Durch Selbstbestrafung haben wir manchmal das Gefühl, dass es uns besser geht. Wenn wir wütend sind und stoßen uns dann richtig den Zeh am Tischbein, dann lenken wir die Wut um. Wir „kommen wieder zu uns“, wir ärgern uns über unsere Schusseligkeit, aber der Schmerz hat auch etwas Erleichterndes. Jetzt fühlt sich der innere Gefühlshaushalt wieder etwas ausgeglichener an.

Wenn wir verstehen, dass wir alle auch „böse“ sind, dann können wir unsere kleine Welt grundlegend etwas besser machen. Wir wollen schön sein und gut riechen und entdecken dann unsere kleinen Hässlichkeiten oder unseren unschönen Geruch. Wir sind neidisch, weil unsere beste Freundin so zufrieden mit ihrem Leben ist. Wir gönnen unserem Kind auf unbewusster Ebene vielleicht nicht, dass es mehr Freude hat, als wir damals hatten. Doch bewusst sagen wir uns: „Unser Kind soll es einmal besser haben als wir.“ Wir haben in uns ständig auch „schlechte“ Regungen. Wir sind eben nur Menschen. Sobald etwas Gutes da ist, finden wir häufig auch gleich die Kehrseite davon vor. Das Bild von Yin und Yang spiegelt das wider.

> Wir leben viel weniger gefährlich, wenn wir uns unser eigenes „Schlechtes“ wieder zu eigen machen.

Wenn wir das begreifen, dann können wir unsere Abwehrburg etwas entwaffnen. Wir werden dann für andere wieder nahbarer. Wir leben aber dennoch viel weniger gefährlich, wenn wir uns unser eigenes „Schlechtes“ wieder zu eigen machen. Wenn unsere Freundin uns dann etwas Kritisches über uns sagt, dann trifft es uns nicht mehr ganz so tief, weil wir uns mit unseren Fehlern bereits auseinandersetzen.

Wir sehen dann nicht nur, wie narzisstisch oder toxisch andere Menschen sind, sondern wir sehen auch, dass wir selbst andere Menschen in Bedrängnis bringen. Manchmal wollen wir uns innerlich nicht trennen: Der andere „muss“ machen, was wir uns von ihm vorstellen. Wir wollen den anderen kontrollieren, werden dabei toxisch für ihn und können uns narzisstisch nennen.

Eine narzisstische oder toxische Beziehung entsteht nämlich genau dann, wenn wir so eine Angst vor Trennung haben, dass wir dem anderen kaum noch die Freiheit geben, sich zu bewegen. Interessanterweise gibt es auf Social Media unzählige Foren über narzisstische Menschen und toxische Beziehungen und man fragt sich, wo diese Menschen eigentlich sind, denn es sind anscheinend immer nur die anderen.

Wenn wir jedoch feststellen, wie „schlecht" wir selbst sind, können wir gleichzeitig mehr Mitgefühl mit uns selbst und mit anderen Menschen entwickeln. Wenn wir selbst sehen, wie oft wir „Theater machen", dann sehen wir aber auch, dass wir großen inneren Schmerz haben oder große innere Ängste oder einen starken Mangel an Liebe, Zuneigung oder Gesundheit.

Das „Schlechte" in uns ist nicht einfach so da, sondern es entsteht immer wieder aus dem, was wir erleben. Wir haben nicht nur einen Lebenstrieb, sondern auch einen Todestrieb. Manchmal müssen wir anderen Schmerz zufügen, um uns selbst weiterzuentwickeln – z. B. müssen wir irgendwann unsere Eltern verlassen, damit wir ein eigenes Leben führen können. Wir wollen Dinge zerstören, wenn wir wütend sind, wir wollen dem anderen etwas kaputtmachen, wenn wir selbst Mangel leiden. Wir wollen sogar uns selbst manchmal etwas kaputtmachen, wenn wir eine „strenge Mutter" in uns haben, die uns kaum etwas gönnt.

Sobald wir etwas Gutes erleben, ist auch das Schlechte nah. Unser Unbewusstes ist immer mit dabei und sorgt für eine Art Ausgleich. Es kann wirklich sehr schwierig sein, Glück zu erleben und diesen Moment des Glücks zu halten und ihn nicht zu zerstören. Es kann ebenso schwer sein, das Glück einfach wieder gehen zu lassen, weil Glück eben auch wieder geht. So aber bekommen wir freie Hände, um wieder neues Glück dort hineinfallen zu lassen.

Wenn wir geschmeidig werden und unser eigenes Böses erkennen, dann geht es uns auf sehr vielen Ebenen besser. Der größte Vorteil aber ist, dass wir die krankhafte Angst zu großen Teilen verlieren – die Angst vor uns selbst und vor anderen.

Wie Wahrheit die Angst nimmt

Es ist meine tiefste Überzeugung: Die Wahrheit macht gesund. Ich konnte schon als Ärztin im Krankenhaus keine Placebos verabreichen oder schlimme Diagnosen verschweigen. Das ist auch der Grund, warum ich Imaginationsübungen oder „positives Denken" nicht mag: weil es mir aufgesetzt erscheint.

Ich glaube, wir spüren auf einer Ebene immer, wenn wir belogen werden oder uns selbst belügen. „Der Körper lügt nie", heißt es. Wenn uns jemand mit Worten anlügt, können wir an seiner Körperhaltung erkennen, dass etwas nicht stimmt. Wenn wir meinen, wir würden beruflich auch noch dieses oder jenes schaffen, so zeigt uns unser Körper durch Müdigkeit oder Krankheit unsere Grenze auf. Wir meinen vielleicht, wir würden an so mancher Wahrheit verrückt werden, doch nach dem Schock kommt die Ernüchterung und wir können überlegen, wie wir reagieren oder ob wir gar nicht reagieren möchten.

> Es ist meine tiefste Überzeugung: Die Wahrheit macht gesund.

„Ihren Beruf könnte ich nicht machen", sagt eine Patientin. „Wenn ich ein paar Stunden dieser schrecklichen Geschichten hinter mir hätte, wäre meine Kraft aufgebraucht." Es stellte sich heraus, dass diese Patientin sich vorstellte, ich müsse die Menschen aus dem Dunklen herausführen und sie zum Positiven bewegen. Ich müsse bei dem vielen Negativen auf irgendeine Art „gegenhalten", um selbst nicht unterzugehen.

Ich denke, wenn das meine Aufgabe wäre, dann wäre ich tatsächlich nach nur wenigen Stunden vollkommen erschöpft. Ich sehe meine Aufgabe eher darin, mit dem Patienten „in den Keller zu gehen“ und mich dort im Leiden mit ihm zusammen umzuschauen.

Meine Erfahrung ist: Wenn man dem Leiden wirklich begegnet und dort bleibt, solange es eben braucht, dann kommt man irgendwann zu dem Punkt, an dem es eine Wende gibt. Plötzlich lässt die Spannung nach und es sieht nicht mehr ganz so dunkel aus. Es ist dem Ausschlafen sehr ähnlich. Manche Menschen trauen sich nicht, sich so viel Schlaf zu geben, wie sie brauchen, weil sie befürchten, dass sie dann „nie mehr“ aufstünden. Tatsächlich aber steht man leicht auf, wenn man endlich einmal ausgeschlafen ist.

Die meisten Menschen geben sich nicht die Chance, überhaupt an diesen „Höhepunkt der Tiefe“ zu gelangen. Sie strampeln sich aus dem Abgrund hoch, bevor sie am Boden angekommen sind. Wie eine Fliege, die immer wieder am Fenster hochfliegt und den Ausgang sucht, obwohl die Jalousie unten einen schmalen Schlitz weit auf ist.

Oft braucht man eine tragfähige Beziehung, um den Blick in seinen Abgrund zu wagen und zum Tiefpunkt zu gelangen. Doch wenn eine gute Beziehung da ist, kann man der Wahrheit begegnen. Es kann ein guter Weg sein, sich zunächst einen furchtlosen Begleiter zu suchen und sich dann seinen Wahrheiten anzunähern. „Und endlich ist nicht zu vergessen, dass die analytische Beziehung auf Wahrheitsliebe, das heißt, auf Anerkennung der Realität gegründet ist.“ (Freud, 1937)

> Wenn eine gute Beziehung da ist, kann man der Wahrheit begegnen.

Wenn niemand da ist, der uns in der Not beisteht, hilft uns manchmal vielleicht doch die Illusion. Kleine Kinder, die gequält werden und niemanden haben, dem sie sich anvertrauen können, flüchten sich oft in die Fantasie. Nicht selten haben schwere Angststörungen ihre Ursache in einer tiefen Einsamkeit. Es fehlt uns manchmal an einer guten Beziehung, die es uns möglich macht, uns mit unserem inneren Horror auseinanderzusetzen. Die Angst vor dem Alleinsein mit unseren inneren Zuständen ist mit die größte Angst, die wir haben können.

Es kann aber auch umgekehrt sein: Wenn wir uns einsam fühlen, müssen wir uns oder anderen nichts mehr vormachen. Wir spüren, wenn wir uns belügen. Es nützt mir nichts, wenn ich mir einen Zettel mit der Aufschrift „Ich bin schön“ an den Spiegel hänge, wenn ich mich selbst als nicht schön empfinde. Ich kann meine innere Wahrheit spüren und es gelingt meistens nicht, gegen diese innere Wahrheit anzureden.

Das Einzige, was oft helfen kann, sind neue Erfahrungen. Wenn ich mich in meinem Körper durch Yoga plötzlich wohlfühle, dann spüre ich auch, wie ich mich schöner fühle. Wenn ich eine neue Beziehungserfahrung mache, in der ich mich zutiefst respektiert fühle, dann fühle ich mich ebenfalls langsam besser und schöner. Meine innere Wahrheit verändert sich dann.

„Aber die Wahrheit gibt es doch gar nicht“, magst du vielleicht sagen. Ja, einerseits ist alles subjektiv, andererseits wissen wir aber doch, dass der Löffel, den wir fallen lassen, auf den Boden fällt. Die Schwerkraft ist unsere hiesige Wahrheit. Ich denke, wir haben ein tiefes Gefühl für Stimmigkeit. Schon kleine Kinder können wir nicht wirklich belügen. Sie reagieren dann oft mit Angst und Zweifel. Schon Säuglinge sind irritiert, wenn in Zahlenexperimenten eine falsche Zahl zusammenkommt – sie können auf eine gewisse Art schon „rechnen" und „erwarten" korrekte Mengen im Endergebnis (Wynn, 1998). Vielleicht kennst du auch das schöne Gefühl, das entsteht, wenn beim Rechnen die richtige Zahl herauskommt.

Angst entsteht sehr oft durch Verdrehung von Tatsachen. Tief innen spüren wir, wenn wir etwas verdrehen oder nicht wahrhaben wollen. Doch wenn wir Ungewolltes verdrehen oder verdrängen, dann drückt es sozusagen von innen und wir leben ständig in der Angst, das Verdrängte könnte aus der Kiste springen und uns völlig überwältigen.

Die Wahrheit zuzulassen, sie zu erfahren und zu erleben, empfinde ich jedoch wie einen Aha-Effekt. Sie wirkt auch wie eine Art Impfung. Im Beruf wurde mir oft gesagt: „Du bist zu lieb." Ich bin jedes Mal an die Decke gegangen, wenn ich diesen Satz hörte. Ich war unendlich wütend und spielte danach erfolglos die „Harte". Erst, nachdem ich mich jahrelang damit auseinandergesetzt hatte, was das eigentlich bedeutet und warum ich mich so zeige, konnte ich Frieden damit schließen. Ich muss nicht mehr dagegen ankämpfen. Wenn mir heute jemand sagt, ich sei „zu lieb", dann kann ich ruhig bleiben und sagen: „Ja, ich weiß." Ich weiß, wie viel Aggression dahintersteckt, ich weiß, wo die Ursachen liegen und dass dies ein Punkt ist, den ich bisher nicht verändern konnte.

Angst entsteht sehr oft durch Verdrehung von Tatsachen.

Die innere Wahrheit ist wie ein wertvoller Kompass und ich finde, sie ist nicht zu verwechseln mit dem Wort „Realität". Mit dem Begriff „Realität" wird aus meiner Sicht gerade in der Psychotherapie oft zu einschränkend umgegangen. „Ich will nach Neuseeland und dort arbeiten", sagte eine Klinikpatientin mit einer schweren Angststörung. Ihr wurde geraten, „realistisch" zu bleiben und hierzulande doch erst einmal eine Ausbildung zu beginnen. Das kann vernünftig sein, es kann aber auch in eine Sackgasse führen.

„Du hast doch kein Geld für die Ausbildung", hörte ich zu Beginn meiner Psychoanalyse-Ausbildung, und der Kontostand gab dieser Realität recht. Doch meine innere Wahrheit sagte mir etwas anderes und ich fand über Crowdfunding eine Familie, die mir über schwere Zeiten half.

Die innere Wahrheit kann jedoch auch manchmal wie unerschütterlich erscheinen, und das ist nicht gut. Sie scheint manchmal bei Menschen mit starken Ängsten auf krankhafte Weise ganz besonders ausgeprägt zu sein. Die Betroffenen sind sich manchmal „ganz sicher", dass der andere „genau so und nicht anders" ist. Sie spüren mit einer großen Sicherheit, dass es ein böses Ende nehmen wird.

Doch ich habe selbst schon Psychotiker gesehen, die auf einer ganz inneren Ebene spürten, dass ihre Sicherheit etwas merkwürdig Übertriebenes an sich hatte und dass es ein kleines Körnchen in ihnen gab, das ihnen sagte: So sicher kann ich mir nicht sein, dahinter steckt noch etwas anderes.

Wenn ich mich darauf einlasse, meine innere Wahrheit zu suchen, sie zu hinterfragen, aber auch bei ihr zu bleiben, dann fühlt sich das Leben viel sinnvoller an. Wenn etwas sinnvoll ist, dann ist es in Zusammenhänge eingebettet. Wenn wir etwas Sinnvolles tun, dann fühlen wir uns beruhigt. Der Schein der Sonne ergibt Sinn, wenn es da ein Blümchen gibt, das diese Sonnenstrahlen aufnehmen kann. Natürlich können wir auch solche Zusammenhänge ins Absurde ziehen und können sagen: „Alles ist sinnlos, denn es braucht weder die Sonne noch die Blume."

Vielleicht kennen wir solche „Wahrheiten“ aus sehr schweren Lebensphasen. Der Psychoanalytiker James Grotstein (2007) hat ein wunderbares Buch geschrieben mit dem Titel: „A Beam of Intense Darkness“ (Ein Strahl intensiver Dunkelheit). Darin beschreibt er, wie sein Lehrer Wilfred Bion (1897–1979) mit dem schrecklichsten Erlebnis seines Lebens umgegangen ist. Er wich dem Erlebten nicht aus, sondern nutzte es als Quelle, um viele Theorien über das Seelenleben zu entwickeln. Er verheimlichte nicht, was er erlebte, und sagte von sich: „Ich starb am 8. August 1918“ (Grotstein, 2007, S. 19). Er wurde ein großartiger Psychoanalytiker, obwohl er – wie wir heute sagen würden – an einer posttraumatischen Belastungsstörung litt. Dadurch, dass er ständig sein Trauma bearbeitete, konnte er damit leben und 82 Jahre alt werden.

Wenn ich mich darauf einlasse, meine innere Wahrheit zu suchen und bei ihr zu bleiben, fühlt sich das Leben viel sinnvoller an.

Es ist oft erleichternd, von Menschen zu lesen, die sich nicht zum positiven Denken zwingen. Sie können akzeptieren, wie sie innerlich denken und fühlen, und können danach leben. Dabei müssen sie keineswegs depressiv sein, denn sie machen sich nichts vor und ihr Leben ist stimmig.

Die innere Wahrheit ist wie ein Motor. Sie gibt keine Ruhe, bis wir ihr folgen. Manche Wahrheiten werden uns aufgedrängt. Schicksalsschläge, Trennungen und Krankheiten erleiden wir. Wir wollen sie nicht „wahrhaben“. Doch wir können die Wahrheit selbst als ein hohes Gut betrachten. Wenn wir nichts mehr haben, so haben wir immer noch die Wahrheit.

TIPP: ACHTE AUF DEINE WAHRHEIT

Wenn wir „am Boden der Wahrheit" sind, können wir nicht mehr fallen. Dadurch fühlen wir uns bodenständiger, und die Angst zu fallen geht zurück. Achte darauf, wann das Gefühl auftaucht, dass du dich selbst belügst. Versuche, dir selbst ein innerer Sensor zu sein, der spürt, wann es zu kalt oder zu warm wird.

Du musst weder direkt reagieren noch krampfhaft deine Wünsche verfolgen. Worauf es ankommt, ist, die innere Wahrheit zu erkennen. Manchmal ist sie noch im Entstehen und du fühlst vielleicht nur Nebel und Verwirrung. Aber du kannst darauf vertrauen, dass dein inneres Bild irgendwann klarer wird.

Wenn du dich selbst gut kennst, dann kannst du dich zu dir selbst bewusst verhalten. „Ich lebe eigentlich lieber alleine (innere Wahrheit, oft nur für den Moment), aber ich möchte bei meinem Partner bleiben, weil ich es ihm versprochen habe." So könnte der Umgang mit der Wahrheit aussehen. Wir bleiben dabei gesund, weil wir wissen, warum wir so oder so handeln. Wir können auch sagen: „Ich lebe lieber alleine und nehme die Nachteile davon in Kauf." Vieles wird möglich, wenn wir unsere innere Wahrheit als Ankerpunkt anerkennen.

SCHRITT 6: ENTDECKE DAS TRÄUMEN UND DAS SPIELEN

Traum und Spiel eröffnen dir neue Wege und ermöglichen dir, deine Ziele zu erreichen

Es kann nichts werden, was ich vorher nicht geträumt habe

Ich habe viele junge Patienten in Kliniken getroffen, die angeblich nicht wussten, was sie werden wollten. Doch das konnte ich nicht glauben. Ich fragte dann, wovon sie als Kind geträumt hätten. Und da kamen manchmal erstaunliche Antworten. Es war zunächst nicht wichtig, ob sich die Patienten auf den Weg machten, ihren Wunsch real werden zu lassen. Wichtig war, dass sie spürten, wie ihre Kraft zurückkehrte, als sie über ihren Traum nachdachten. In diesem Moment ließen viele Ängste häufig nach. Die neu gewonnene Motivation führte sie zu neuen Wegen, die schließlich vielleicht auch zu ganz anderen Zielen führen könnten. Am Anfang steht immer der Traum.

Sigmund Freud sagte, dass der Traum der Königsweg zum Unbewussten sei (Freud, 1909). Das, was tief in uns schlummert, zeigt sich in unseren Träumen – auch in unseren Alpträumen. Dort, wo uns die Sprache fehlt, können Traumbilder ganz wichtig werden. Der Traum spielt von Beginn unseres Lebens an eine wichtige Rolle. Säuglingsforscher wissen heute, dass Babys eine Mutter brauchen, die sie „träumend“ anblickt (Feldman, 2001).

Psychoanalytiker benutzen das französische Wort für Träumerei, also „Reverie“. Die Mutter, die ihren Säugling stillt, träumt währenddessen. Sie blickt auf seine Haare, auf seinen Blick, seine Stimmung. Sie fragt sich vielleicht, ob ihr Baby dem Vater ähnelt und denkt über ihren Mann nach. Vielleicht überlegt sie auch, was ihr Baby einmal von Beruf wird oder ganz profan, was sie heute Mittag kochen soll. Das Baby braucht die träumende Mutter, denn so entsteht ein emotionaler Raum zwischen Mutter und Kind. Das Baby nimmt die Reverie der Mutter auf und träumt selbst von Nähe und Wärme, während es an ihrer Brust spielt.

Sigmund Freud sagte, der Traum sei der Königsweg zum Unbewussten.

Über das Träumen erreicht die Mutter sozusagen die Seele des Kindes. Es ist, als träfen sich die träumende Mutter und der träumende Säugling in einem „Traum-Raum“. Von da aus können Bilder, Wörter und schließlich Gedanken entstehen. Diese Methode des „Träumens“ wird auch in der Psychoanalyse benutzt, wenn der Patient psychische Zustände und Ängste hat, die er nicht in Worte fassen kann und die vielleicht schon aus seiner frühesten Kindheit stammen (Ogden, 1997).

Das Problem: Starke Ängste können verhindern, dass man in einen träumerischen Zustand kommt. So entsteht ein Teufelskreis: Das Träumen wäre wichtig, um sich seelisch zu entwickeln und somit die Angst zu verringern, aber die Angst hindert am Träumen.

Menschen, die präverbale Traumata erlitten haben, also seelische Verletzungen, die in der vorsprachlichen Zeit geschahen, sind mit Sprache häufig nicht so gut zu erreichen. Während Sprache eng mit dem Bewusstsein verknüpft ist, hängen Bilder, Düfte, Geschmäcker und Geräusche eher mit dem Unbewussten zusammen. So können Menschen in einer Psychoanalyse manchmal durch „Träumerei" erreicht und verstanden werden, was vorher in einer sprachlich betonten Psychotherapie nicht möglich gewesen wäre.

In der Psychiatrie habe ich als Ärztin leider oft erlebt, dass die Therapeuten ängstlich darauf reagierten, wenn die Patienten wieder mehr Alpträume oder Flashbacks (plötzliche Erinnerungen an schreckliche Erlebnisse) hatten. Manchmal erhöhten die Ärzte einfach die Medikamentendosierung, ohne überhaupt zu fragen, was genau denn die Patienten geträumt hatten.

Auch Alpträume sind aus meiner Sicht sehr wertvoll, um eigene Ängste zu verstehen. Sigmund Freud sagte, dass jeder Traum auch eine Wunscherfüllung sei (Freud, 1909). Doch welche Wunscherfüllung könnte in einem Alptraum stecken? Wichtig ist zu wissen, dass wir auch im Traum moralisch sind. Unser Gewissen schaltet sich auch im Traum manchmal ein, wenn wir selbst „zu böse" werden. Unsere Seele leistet dann eine Art Traumarbeit.

Manche Mütter haben z. B. den Alptraum, dass ihr Kind sterben würde. Das ist sicherlich die größte Angst vieler Mütter. Doch Kinder können uns auch bis aufs Letzte herausfordern. Tagsüber hat die Mutter vielleicht gedacht: „Ach, wäre ich doch wieder ohne Kind!" Gedanken wie diese sind oft erschreckend, sodass man sie lieber wieder beiseitedrängt. Doch im Traum taucht der Gedanke wieder auf: Das Kind stirbt. Weil wir das aber selbst im Traum nicht denken möchten, schaltet sich das Gewissen ein und wir fangen im Traum an, mit uns zu ringen. Aus dem Gemisch aus tatsächlicher Angst, unser Kind könnte sterben, und unserer Sehnsucht, endlich mal wieder allein zu sein, entsteht dann ein Alptraum.

Alpträume sind höchst kunstvolle Gebilde. Durch neue Lebenserfahrungen, durch eine Psychotherapie oder eine Psychoanalyse können sich Träume und Alpträume im Laufe der Zeit verändern. Träume sagen immer etwas über unsere geheimsten Wünsche und Ängste aus. Wenn wir uns vor der Bedeutung unserer Träume nicht verschließen, können wir über die Jahre lernen, unsere eigenen inneren Botschaften zu verstehen. Diese Botschaften müssen dann nicht mehr in Form von Angst an unser Bewusstsein klopfen, sondern sie können direkt gedacht werden, ohne dass wir in Panik geraten. Deshalb ist es so wichtig, dass wir unsere Träume ernst nehmen und kennenlernen, denn wenn wir sie übergehen, übergehen wir unser Innenleben. Und das macht Angst.

> Alpträume sind höchst kunstvolle Gebilde, die sich im Laufe der Zeit verändern können.

Wenn wir uns langsam unseren Träumen zuwenden, kann zunächst allerdings wieder das Gefühl entstehen, den „Grip“ zu verlieren und Angst zu bekommen. Wichtig ist es daher, sich in kleinen Portionen unserer Innenwelt zu öffnen, damit wir uns immer wieder ausruhen können, wenn die Angst zu groß wird.

TIPP: TRÄUMEN LERNEN

Es ist wichtig, dass du dir genügend Freiräume nimmst, um zu träumen. Wenn du merkst, dass du in einem träumerischen Zustand bist, dann springe nicht hektisch auf, um etwas anderes zu tun. Sei dir bewusst, dass Träumen wichtig ist.

Träumerische Zustände erreichst du oft, indem du etwas tust, was dir wirklich Freude bereitet. Dieses Träumen ist vergleichbar mit dem Gefühl von „Flow". Wenn du „im Flow" bist, vergisst du Zeit und Raum und versinkst ganz in deine Tätigkeit, in dein Hier und Jetzt. Meistens sind diese Zustände angstfrei.

Doch auch in der Panikattacke befindet man sich in einer Art Traum, und zwar in einem Alptraum. Hier blüht die Fantasie manchmal sehr. Vielleicht malst du dir die schrecklichsten Zukunftsbilder aus, während dich die Panik im Griff hat. Doch auch diese Bilder kannst du beobachten und dich fragen, woher sie vielleicht kommen mögen und was sie bedeuten könnten.

Die Angst vor Esoterik, Telepathie und Religion verstehen

Sobald ich in Seminaren über Träume spreche, kommt rasch die Frage nach übersinnlichen Erfahrungen auf. Manche erzählen, dass sie und ihr Partner oder ihre Partnerin fast denselben Traum hatten oder dass später genau das eingetroffen war, wovon sie vorher geträumt hatten. Schnell sind wir bei dem Erlebnis, dass eine Freundin genau in dem Moment anruft, in dem wir gerade an sie gedacht hatten. Auch das Thema „Telepathie" (Mitfühlen über die Ferne, Gedankenlesen) kommt rasch auf.

Solche Phänomene rufen in uns eine Gänsehaut hervor. Unsere Haut ist unsere Grenze zur Außenwelt und zum Mitmenschen – wenn aber die Grenze zum anderen nicht mehr da zu sein scheint, weil er scheinbar sowieso unsere Gedanken lesen kann, stellen sich uns die Haare zu Berge. Häufig hat derjenige, der von Träumen oder unerklärlichen Erlebnissen erzählt, zu allem Überfluss

Übersinnliche Erfahrungen und Phänomene rufen in uns eine Gänsehaut hervor.

noch eine „geisterhafte“ Stimme. Wir erzählen Träume oft mit einer hauchigen oder schwachen Stimme, was für eine unheimliche Stimmung sorgt. Dieses unheimliche Gefühl mag uns an das Gefühl der Hilflosigkeit im Traum erinnern, wenn wir schreien wollen, aber nicht schreien können, weil unsere Körpermuskulatur inklusive Stimme im Schlaf so entspannt ist, dass sie fast gelähmt erscheint.

Hin und wieder haben wir Erlebnisse, die uns anormal erscheinen und die wir nicht erklären können. Wir können sie nicht willentlich herbeiführen und nicht steuern. Es geschieht einfach. Manche haben in solchen Momenten oder während des Erzählens im Nachhinein das Gefühl, dass sie ganz weich werden und dass ihre Haut durchlässig wird. Bei manchen Menschen kann dies Durchfall oder eine Panikattacke auslösen. Manche helfen sich, indem sie sich in den Oberschenkel kneifen, um sich wieder zu spüren und zu erden.

Sigmund Freud hat sich intensiv mit dem Unheimlichen und der Frage nach der Telepathie auseinandergesetzt (Freud, 1921). Der Psychoanalytiker Carl Gustav Jung (1865–1961) ist bekannt für seine Berichte über die Synchronizität, also über Erlebnisse, bei denen innen und außen etwas Passendes gleichzeitig passiert (Jung, 1952). Der Parapsychologe Walter von Lucadou führt in Freiburg ein Parapsychologisches Forschungsinstitut, an dem er sogenannte übersinnliche Erfahrungen von Menschen zusammenträgt und sie erforscht. Für vieles findet er einfache Erklärungen. Anderes bleibt unerklärlich. Sobald die Erklärung gefunden wird, hört das „Schwebegefühl“, also das „Gefühl ohne Grip“ oft auf.

Meiner Erfahrung nach neigen oft solche Menschen zu telepathischen und übernatürlichen Erlebnissen, die keine sichere frühe Bindung zu ihren Eltern hatten. Wenn sich ein Kind fast permanent von seiner Mutter unverstanden fühlt, dann sucht es nach Erklärungen.

Es erträumt sich, verstanden zu werden. Wenn es von Mutter oder Vater Gewalt erfährt, dann versetzt es sich in den Kopf von Mutter und Vater, um eine Erklärung dafür zu finden, warum sie oder er so böse sind.

Meistens versuchen die Kinder, das Gute hinter dem Bösen zu sehen, damit sie es überhaupt aushalten können, von den Eltern so schlecht behandelt zu werden – schließlich sind sie in den ersten Jahren der Kindheit immens abhängig von den Eltern. Diese Kinder kennen ihre Eltern sehr gut, erkennen die frühesten Anzeichen ihres Stimmungsumschwungs und versuchen, die Eltern zu „bändigen". Solche Kinder sind mehr in den Köpfen der Eltern als in ihrem eigenen Kopf.

Das kann später dazu führen, dass diese Kinder auch noch als Erwachsene häufig glauben, den anderen besser zu kennen als sich selbst oder auch besser, als der andere sich selbst kennt. Nicht selten sind sich solche Menschen später „ganz sicher", dass der andere so oder so ist, obwohl sie damit falschliegen. Dadurch rufen sie oft ungeheuren Ärger im anderen hervor. Wenn man jedoch versteht, dass dieses „sichere Gefühl" in Bezug auf den anderen einst dem Überleben diente, kann der Ärger nachlassen.

Zu allem Unglück haben solche Kinder nicht selten auch Eltern, die ihnen Sätze sagen wie: „Du bist für mich wie aus Glas", was so viel heißt wie: „Ich sehe alles, was in dir vorgeht", aber auch: „Du bist für mich ein Nichts, ich kann durch dich hindurchsehen." Die Kommunikation zwischen Eltern und Kindern ist oft sehr erschwert. Eltern, die die Grenzen ihrer Kinder nicht respektieren, tragen dazu bei, dass sich die Kinder ihrer Grenzen nicht sicher werden können. Das vergrößert die Angst vor Telepathie, vor Träumen, Esoterik, Religion und anderen Themen.

Erstaunlicherweise führt echtes Verstehen meistens nicht zu einer Gänsehaut und nicht zu einem Gefühl der Grenzenlosigkeit. Im Gegenteil: Wenn der andere mich versteht, dann spüre ich mich selbst viel deutlicher. Ich fühle mich mit ihm oder ihr auf eine gute Weise verbunden. Ich spüre aber auch, dass dieser Mensch mich vielleicht nur annähernd versteht und nur ähnliche Erfahrungen gemacht hat wie ich, aber eben nicht dieselben Erfahrungen.

> Eltern, die die Grenzen ihrer Kinder nicht respektieren, tragen dazu bei, dass sich die Kinder ihrer Grenzen nicht sicher werden können.

Jeder von uns weiß, wie sich Wut anfühlt oder Trauer. „Wut schmeckt allen Menschen gleich", heißt es. Das wissen wir. Ebenso wissen wir, dass wohl die meisten Menschen dank ihrer Thermorezeptoren in der Haut Kälte oder Hitze empfinden können. Wir sind mit den anderen Menschen verbunden, weil wir alle Erfahrungen mit Hitze und Kälte machen und jeder weiß, wie sich das anfühlt.

Wir können nachempfinden, wie es einer Freundin geht, wenn sie sagt, dass sie Zahnschmerzen hat. Wir haben das auch schon einmal erlebt oder wir haben sogar gerade selbst Zahnschmerzen – dennoch fühlen wir uns in unserer Haut sicher und können uns selbst von dem anderen unterscheiden, weil der körperliche Reiz so stark war oder ist. Was uns jedoch Gänsehaut verursacht, ist, wenn wir etwas „Schwebendes" zur selben Zeit erleben, das sich nicht mehr voneinander unterscheiden lässt und wo Ursache und Wirkung aufgehoben zu sein scheinen.

Einmal saß ich mit einer Patientin im Praxisraum und musste unweigerlich an Styropor denken. Ganz plötzlich und ohne, dass ich sagen konnte, warum. Wenige Sekunden später erzählt die Patientin, dass sie mit ihren Kindern gestern mit Styropor gebastelt habe. Das rief eine starke Gänsehaut in mir hervor. Inzwischen weiß ich, dass in der Psychoanalyse öfter solche „Gleichzeitigkeiten“ auftreten, wenn man nah beieinander ist und eine träumerische Haltung einnimmt.

Walter von Lucadou (2017) spricht in seinem Vortrag „Die Reichweite des menschlichen Geistes“ vom „Presentiment-Phänomen“. Das ist ein Phänomen, bei dem der Mensch eine Ahnung hat von dem, was gleich kommt, kurz bevor es tatsächlich eintritt. Es gibt Studien, bei denen Menschen in einem Magnetresonanztomografen (MRT) liegen, in dem sie Bilder gezeigt bekommen. Die Bilder lösen bestimmte Emotionen aus, unter anderem starke Erregung, wenn es sich um ein erotisches Bild handelt. Die Erregung kann man messen.

Das Witzige bei der Sache ist jedoch, dass die Menschen im MRT schon eine starke Erregung zeigen, bevor ihnen das sexuelle Bild gezeigt wird. Es ist, als ahnten sie schon vorher, welches Bild sie gleich zu sehen bekommen, obwohl die Bilder zufällig ausgewählt werden und obwohl auch die Forscher nicht wissen, welches Bild gleich kommen wird. Dieses Phänomen wird gerade noch ausführlich erforscht.

Häufig führen die Erzählungen eines Patienten in der Psychotherapie dazu, dass sich in mir ganz langsam Bilder entwickeln, die zu dem passen, was der Patient erzählt. Manchmal beschreibe ich dann das Bild, das sich in mir gebildet hat und der Patient sagt erschrocken: „Das habe ich auch gerade gedacht! Können Sie Gedanken lesen?“

Natürlich kann ich keine Gedanken lesen. Der Patient hat durch seine Erzählungen, seine Bewegungen, seine Mimik und seine Reaktionen auf mich bestimmte Bilder in mir hervorgerufen, die seinen Bildern gleichen. Oftmals lassen sich solche an Gedankenübertragung erinnernde Szenen in der Psychoanalyse gut erklären. Auch andere Menschen wären in der Gesprächssituation vielleicht zu ähnlichen Schlüssen über den Patienten gekommen, wenn sie genau zugehört hätten. Oder aber sie hätten ganz andere innere Bilder bekommen, die ähnlich stark oder weniger stark auf den Patienten zutreffen würden.

Dann und wann machen wir jedoch auch nahe Erfahrungen mit anderen Menschen, die sehr weit weg sind. Wir spüren manchmal, wenn es unserem geliebten Menschen auf der anderen Seite der Welt nicht gut geht. Manchmal liegen wir damit richtig, manchmal jedoch nicht. Aber manche „Zufälle" scheinen so eindeutig zu sein, dass wir keinen Zweifel mehr an unserer Verbundenheit haben.

> Typisch für paranormale Phänomene ist, dass sie überraschend kommen, kurz anhalten und sich quasi nicht wiederholen lassen.

„Das ist ja die Katastrophe!", sagte eine Patientin. Sie meinte zu spüren, dass ihre Mutter in der Ferne sitzt und sie verflucht. Währenddessen war sie von Angst überflutet und körperliche Symptome wie Schwitzen und Übelkeit machten ihr sehr zu schaffen. Hier ist die Frage, ob die Patientin da „recht" hat, oder ob es sich hier um eine Fantasie oder auch um körperliche Erinnerungen handelt. Wer will diese Frage letzten Endes beantworten? Es wurde jedoch deutlich, dass dieses Gefühl, aus der Ferne verflucht zu werden, in dem Maße abnahm, wie die Patientin innerlich selbst stärker und sich ihrer Grenzen sicherer wurde.

Schmerzhaft musste sie feststellen, dass sie ein von anderen Menschen getrenntes Wesen ist. Das wollte sie zuvor kaum wahrhaben. Doch der Schmerz der Trennung brachte ihr mehr Sicherheit. Mithilfe der neuen inneren Sicherheit und der sicheren Grenze gelang es ihr schließlich, nahe Beziehungen zu anderen Menschen aufzubauen, die zutiefst befriedigend waren und die kaum noch „Ängste ohne Grip" hervorriefen. So gekräftigt, fiel es ihr auch leichter, sich mit dem Unerklärlichen auseinanderzusetzen.

Typisch für sogenannte paranormale Phänomene ist, dass sie überraschend kommen, kurz anhalten und sich quasi nicht wiederholen lassen. Wir müssen damit leben, dass wir ab und an etwas Unerklärliches mit anderen Menschen oder mit unserer Umwelt erleben, das uns vielleicht große Angst macht. Doch je besser wir uns und unseren Körper kennen, je besser wir mit uns selbst in Kontakt sind, desto sicherer erleben wir auch die Bindung zu anderen und desto weniger werfen uns sogenannte unerklärliche Phänomene aus der Spur.

Mit Ohnmacht umgehen lernen

Wenn du Angstgefühle bekommst, fühlst du dich dabei vielleicht völlig hilflos. Manche haben die Fantasie, ein Rettungswagen müsste kommen, um sie aus ihrer Not zu befreien. Wenn du im Zug oder im Flugzeug sitzt und von deiner Angst heimgesucht wirst, dann plagt dich die Vorstellung, dass du gerade nichts machen kannst. Du musst warten, bis der nächste „Halt“ kommt und du aus dem Zug oder dem Flugzeug aussteigen kannst.

Erfahrungen mit Ohnmacht hast du schon oft gemacht: Als du ein Baby warst, warst du angewiesen darauf, dass deine Eltern dich nährten und pflegten. Ohne die Hilfe von außen wärst du gestorben. Dieses frühe Gefühl von Ohnmacht bleibt uns vielleicht immer nah. Wenn es verstärkt wurde, weil du vielleicht medizinisch behandelt werden musstest und schon früh körperliches Leid erfuhrst, dann können spätere Ängste noch stärker erlebt werden.

Ohnmacht tritt oft besonders dann auf, wenn wir an bestimmten Lebensschwellen stehen: Zu Beginn des Lebens, wenn wir krank sind oder am Ende unseres Lebens. Wir wissen nicht, was uns erwartet. Ohnmacht ist für die meisten Menschen ein höchst unangenehmes Gefühl. Es entsteht auch in Partnerschaften, vor Prüfungen und immer dann, wenn wir von anderen Menschen abhängig sind. Im großen Weltgeschehen entsteht Ohnmacht, wenn irgendwo Krieg herrscht oder eine Pandemie den Alltag bestimmt. Wir wollen dann unbedingt etwas tun.

Tun und Machen scheinen uns erst einmal zu beruhigen. Sobald wir unsere „Abwehr“ aktiv werden lassen, fühlen wir uns oft besser. Doch auf die Dauer können wir durch unseren Aktivismus die Dinge verschlimmern. Wenn wir nämlich immer sofort handeln, dann lösen wir bei anderen wieder eine Reaktion aus und manchmal wird dann alles noch schlimmer.

Manchmal wird der Teufelskreis von Aktion und Reaktion in Rechtsstreitereien besonders sichtbar: Ein Brief vom Anwalt im Briefkasten lässt die Hände zittern. Man liest unverschämte Anschuldigungen und will sofort mit wüsten Beschimpfungen antworten. Doch dadurch verschlimmert man die Angelegenheit. Es kommen immer mehr Anwaltsschreiben und man findet nur schwer aus der Streitspirale heraus.

Ähnlich ist es mit „Angriffen“, die wir in uns selbst wahrnehmen: Wir haben Gedanken, die wir nicht denken wollen, wir bekommen Panik oder wir haben ein körperliches Problem. Direkt denken wir vielleicht: „Handeln ist besser als Nicht-Handeln.“ Es gibt Situationen, in denen wir sofort handeln müssen, das ist keine Frage. Doch es gibt ebenso viele Situationen, in denen es besser wäre, innezuhalten. Das trifft vor allen Dingen auf chronische Probleme zu.

Wenn wir beschließen, unserem Drang zu reagieren einmal nicht nachzugehen, dann spüren wir unseren Drang ganz deutlich. Wir werden vielleicht total hibbelig. Vielleicht bekommst du das Gefühl, dass gleich oder später etwas ganz Schlimmes passiert, wenn du jetzt nichts tust.

Menschen, die an krankhafter Angst leiden, haben sehr oft das Gefühl, in schwerer Bedrängnis zu sein. Es scheint immer irgendwie zu „brennen". Vieles erscheint besonders dringend. Wenn du das kennst, hast du vielleicht schon als Kind zu Hause die Erfahrung gemacht, dass die Dinge rasch „katastrophal" wurden – vielleicht wurden deine Eltern schnell laut, vielleicht gab es harte Strafen oder immer wieder finanzielle Not. Vielleicht bist du schon als Kind von dem Gefühl begleitet worden, dass die Dinge „dringend" sind.

Ohnmacht ist eine der schwierigsten Erfahrungen überhaupt.

Dann kann es besonders wichtig sein, sich einen (Zeit-)Raum zu eröffnen und sich einmal Zeit zu lassen, obwohl man glaubt, keine Zeit zu haben. Das ist ein enormer Kraftakt, bei dem man manches Mal denken könnte, die Welt ginge unter. Doch ist das abwartende Nichts-Tun oft die einzige Chance, aus der Dauerschleife von Aufregung, Aktion und Angst herauszukommen.

Ohnmacht ist eine der schwierigsten Erfahrungen überhaupt. Das Ohnmachtsgefühl selbst kann Angst auslösen. Das Gefühl kann sich verstärken, wenn wir bewusst darauf verzichten, etwas zu tun. Doch wenn du beginnst, dir mehr Zeit zu lassen und zu üben, nicht sofort zu reagieren, erhältst du eine wunderbare Chance: Du kannst sehen, wie sich die Dinge von allein entwickeln. Es ist ähnlich wie mit der Verdauung: Wenn du „machen" willst, geht nichts. Nur indem du wartest, bis der nächste Druck kommt, kannst du eine normale Verdauung haben.

Wenn du bei Schmerzen einmal nicht sofort zur Schmerztablette greifst, kannst du die Erfahrung machen, wie der Schmerz von selbst vergeht. Wenn du in der Angstattacke versuchst, bei dir zu bleiben und genau zu spüren, was in deinem Körper geschieht, hast du die

Chance zu spüren, wie diese Attacke wieder nachlässt. Wenn du während der Panikattacke nicht weinen kannst, wirst du merken, wie die Tränen der Erleichterung kommen, wenn die Attacke aufhört.

Versuche, genau zu beschreiben, was du spürst und wo du etwas spürst. Versuche, mit einem anderen darüber zu sprechen oder für dich selbst aufzuschreiben, was du denkst und fühlst. Übe das in kleinen Schritten immer wieder. Das ist oft besser, als zu einer Beruhigungstablette zu greifen oder sofort aus einer beängstigenden Situation zu fliehen. Wenn du bleibst und wenn du dir die Ohnmacht erlaubst, dann wirst du feststellen, dass sich die Dinge von sich aus in eine gute Richtung entwickeln können.

Dieses Kunststück, Ohnmacht auszuhalten, gelingt leichter, wenn du in einer Psychotherapie bist. Denn der gelassene Therapeut zeigt dir durch seine Gelassenheit, dass die Aufregung bei Weitem nicht immer notwendig ist.

Ohnmächtig zu sein bedeutet, anderen Menschen ausgeliefert zu sein. In einer Psychotherapie kannst du emotional begreifen, dass viele andere Menschen nicht so bedrohlich sind, wie du vielleicht denkst. Indem du deine Psychotherapeutin als guten und gelassenen Menschen erlebst, der du vertrauen kannst, wirst du auch deine Umwelt zunehmend als verlässlicher und gelassener erleben.

Ohnmacht bewusst wahrzunehmen und auszuhalten bedeutet, dass wir uns der Situation hingeben. Vielleicht schaudert es dir schon bei dem Gedanken, dich hinzugeben. Doch sich hingeben zu können, ist auch ein Zeichen psychischer Gesundheit. Solange es uns nicht gut geht, wollen wir „oben" bleiben. Wir wollen die Kontrolle haben. Sobald es uns besser geht, können wir auch einmal das Zurücklehnen genießen. Das Leben ist dann viel weniger anstrengend.

Hingabe erlernen wir am leichtesten in einer Beziehung, in einer Psychotherapie oder Psychoanalyse. Doch viele Menschen erlernen es auch durch sich selbst, mithilfe von Vorbildern, auf einer Reise, durch Meditation, lange Wanderungen oder Ähnliches.

Es ist nicht leicht, sich in einem guten Sinne unterzuordnen. Es ist nicht leicht, ein gutes Gleichgewicht zu finden zwischen „Kontrolle haben“ und „Kontrolle abgeben“. Wir wollen uns als selbstwirksam erleben. Täglich sind wir jedoch auch größeren Mächten ausgeliefert, z. B. dem Wetter, den Erkrankungen, den Lehrern, den Politikern, dem Schicksal.

Hingabe erlernen wir am leichtesten in einer Beziehung, in einer Psychotherapie oder Psychoanalyse.

Wenn wir lernen, demütig zu werden und uns bewusst mit unserer Wehrlosigkeit in vielen Situationen auseinanderzusetzen, dann erlernen wir gleichzeitig auch etwas Positives: Wir werden offen für Überraschungen. Und wir werden fähig, uns berühren zu lassen.

Und wenn wir uns körperlich und emotional berühren lassen, dann erfahren wir mitunter eine tiefe Freude und eine tiefe Beruhigung. Wenn du lernst, dass du die Dinge beobachten kannst, ohne dass du direkt etwas verändern oder verbessern musst, ohne dich zu verteidigen oder sonst etwas zu tun, dann lernst du gleichzeitig, dass das Leben nicht so anstrengend ist, wie du es vielleicht bisher erlebt hast.

Ich weiß, dass an „Wehrlosigkeit“ überhaupt nicht zu denken ist, wenn man in schwerer Angst steckt. Ich weiß, dass es viele Therapieversuche geben kann, bei denen man feststellt: Diesem oder jenem Arzt oder Therapeuten hätte ich niemals trauen dürfen – ihre Behandlung hat mir eher geschadet als genützt. Doch wann immer du wieder ein bisschen Kraft hast, kannst du dich auf die Suche begeben nach dem, was dir guttut.

Vielleicht findest du Wege, dich zu bilden, vielleicht findest du neue Vorbilder, eine Therapie, die dir zusagt, oder eine gute Psychotherapeutin. Alles, was es dir ermöglicht, dich innerlich zu „ent-wickeln“, wird dich innerlich stärken, sodass du auch zunehmend fähig wirst, mit Ohnmacht umzugehen.

Ohnmacht ist ein Teil unseres Lebens. Sie macht uns kreativ und lässt uns zu Künstlern werden. Den Umgang mit der Angst zu erlernen ist oft dasselbe, wie den Umgang mit der Ohnmacht zu erlernen. Es ist, als würden wir unseren Weg durch ein sumpfiges Moor suchen, wenn wir uns mit diesen Dingen bewusst auseinandersetzen.

Die Angst ist dabei unsere Lebensschule. Wir spüren die Kräfte in uns und außerhalb von uns und manchmal wissen wir nicht, welche Kraft gewinnen wird. Wir wollen, dass die Dinge gut ausgehen. Die Angst auszuhalten, dass die „schlechten Kräfte“ gewinnen können, wird leichter, wenn wir uns in guten Beziehungen gehalten fühlen. Doch die Fähigkeit, eine gute Beziehung zu anderen Menschen aufzubauen, müssen wir zunächst entwickeln. Es ist zutiefst sinnvoll, beständig an unserer Beziehungsfähigkeit zu arbeiten. Gute Podcasts, Bücher, Psychotherapie, Psychoanalyse, Yoga, Tai-Chi und andere Meditationsformen können uns dabei helfen, gute Beziehungen zu finden und in dieser Sicherheit Ohnmacht besser zu ertragen.

SCHRITT 7: FINDE DURCH DISZIPLIN ZU DEINER STABILITÄT

Wenn du ein gutes Maß an Stabilität und Flexibilität findest, wirst du von deiner Angst nicht mehr so leicht überrascht

Disziplin erlernen

Die meisten großen Dinge entstehen durch viel Disziplin. Das Wort klingt für viele negativ, aber „Disziplin" leitet sich einfach nur von discipulus, ab, dem lateinischen Wort für „Schüler". Und darin steckt auch das „Geheimnis" der Disziplin: Um diszipliniert zu sein, brauchen wir in irgendeiner Form einen Lehrer. Egal, ob wir ein Instrument oder Yoga erlernen, ob wir im Matheunterricht sitzen oder angstfrei werden wollen: Wir brauchen Disziplin und einen Lehrer, „für den" wir lernen wollen. Natürlich gibt es aber auch Menschen, die von sich aus und ohne Lehrer diszipliniert sein können, und auch du hast vielleicht noch keinen Lehrer. Auch aus eigener Kraft kann man sehr diszipliniert sein.

Disziplin zu haben bedeutet auch, über lange Strecken sehr einsam zu sein und für sich zu üben, wobei mich das Wort „Üben" immer gleich an das „Übel" oder die „Übelkeit" erinnert. Der Zwang scheint da nicht mehr fern und es ist nicht immer leicht, die Grenze zwischen zwanghaftem Üben und Disziplin zu erkennen.

Aus Disziplin wird in dem Moment ein Zwang, in dem wir das Gefühl bekommen, es würde etwas Schlimmes passieren, sobald wir unsere Übung einmal einen Tag lang nicht machen. Aber hier sollten wir versuchen, zu unterscheiden: Ein Diabetiker ist gezwungen, sich täglich Insulin zu spritzen, sonst passiert wirklich etwas Schlimmes. Uns zwingt jedoch nichts und niemand, auch wenn manche Angstbetroffene recht schnell eine Zunahme der Angst feststellen, wenn sie sich einmal ein paar Tage lang weniger bewegt haben. Vielleicht müssen wir ein bisschen hinnehmen, dass die Grenzen zwischen Disziplin und Zwang verschwimmen können.

Im Gegensatz zur Disziplin will der Zwang etwas verstecken.

Im Gegensatz zur Disziplin will der Zwang etwas verstecken. Ein Zwangsritual wird unter anderem durchgeführt, um etwas nicht zu fühlen, zu denken oder zu bemerken. Wer sich nach einer Missbrauchserfahrung zwanghaft die Hände wäscht, versucht möglicherweise damit, das Geschehene von sich zu waschen.

Wenn wir mit Disziplin etwas üben, ohne dass wir damit innerlich etwas wegwischen wollen, dann ist es aus meiner Sicht eben „Disziplin". Wir wollen hier ja sogar üben, uns bewusst mit unseren Ängsten und Empfindungen auseinanderzusetzen. Disziplin zu Yoga, zu den regelmäßigen Psychotherapiestunden, zu Meditation, Bewegung und gesunder Ernährung fördert den Kontakt zu uns selbst. Unser Ziel ist es, einen inneren Raum für uns zu schaffen, sodass Druck und Angst in uns nachlassen.

In der psychiatrischen Klinik, in der ich als Ärztin arbeitete, sah ich viele resignierte Patienten, die schon lange auf der Suche nach tiefgreifender Hilfe waren. Sie suchten etwas, ohne genau zu wissen, was sie suchten. Manchmal sagten sie: „Ich glaube, ich habe einen zu hohen Anspruch." Das glaube ich nicht – ich glaube, sie suchten oft zunächst an Stellen, die für sie eben nicht das Passende waren. Sie gingen zu Psychiatern, die nur einmal im Monat für wenige Minuten Zeit für sie hatten. Sie erhielten Medikamente und wanderten von Klinik zu Klinik. Sie beschwerten sich oft, dass sie nun schon so viel gemacht hatten, aber dass ihre schweren Ängste kaum nachließen.

Ich glaube, was diese Menschen schon immer suchten, ist eine konstante und enge Beziehung, auf die Verlass ist. Relativ kurze Psychotherapien, Medikamente oder Klinikaufenthalte helfen vielen. Doch für viele Menschen mit schwerem Leiden bleiben diese Therapiebausteine längerfristig unbefriedigend. Manchmal sind solche Vorerfahrungen jedoch auch die Brücke zu einer Therapie, die tiefgreifend helfen kann.

Schon die Suche nach der richtigen Hilfe erfordert Disziplin und Durchhaltevermögen. Vielleicht erlebst auch du immer wieder lange Wartezeiten, viele Enttäuschungen und große Einsamkeit auf der Suche nach wirkungsvoller Hilfe. Immer wieder auf gute Tage zu warten, um die Suche fortzusetzen, ist für viele eine große Herausforderung.

Wenn du vielleicht einen Therapieplatz gefunden hast, dann braucht es die Disziplin, immer wieder zur Sitzung zu gehen, pünktlich zu erscheinen und eventuell Rechnungen zu bezahlen. Und ist die Therapie zu Ende, erfordert es Disziplin, das Erreichte aufrechtzuerhalten.

Beständiges Üben und Sich-Mühe-Geben ist enorm anstrengend. Wer ein Instrument erlernt und sich durch die Tonleitern beißt, weiß ein Lied davon zu singen. Doch wenn es dann zum freien Spiel kommt, ist die Freiheit, die sich spüren lässt, unbeschreiblich. Das ist dann wie Fliegen.

Und so ist es mit der Erleichterung von der Angst auch: Viele schwierige Zeiten sind erforderlich, doch wenn du dein Ziel nicht aus den Augen verlierst, spürst du irgendwann nach langer Zeit, dass dir Dinge gelingen, die früher undenkbar für dich gewesen wären. Plötzlich kannst du dann vielleicht Situationen genießen, die dir früher nur Angst gemacht haben. Eine neue Tiefe des Erlebens kann entstehen.

Du hast viele Jahre lang eine Angst entwickelt und vielleicht ebenso viele Jahre schon in der Angst gelebt. Wenn du die Angst loswerden oder umformen möchtest, dann musst du dich darauf einstellen, dass dies ebenso viele Jahre dauern kann. Gleichzeitig bist du nie zu alt dazu! Während man früher glaubte, Psychotherapie sei nur etwas für relativ junge Menschen, so weiß man heute, dass auch 80- und 90-jährige Menschen durch eine Psychotherapie noch von innerem Druck entlastet werden können.

Schritt Nummer eins ist also, dass du dich – vielleicht immer wieder neu – auf eine lange Zeit einstellst und dass du weißt, dass deine Schwierigkeiten das „Normale“ auf deinem Weg sind. Du nimmst wahrscheinlich so manches Opfer auf dich, damit du gut leben kannst.

Als ich damals mit meiner ersten Therapie begann, sagte mir die Therapeutin aus der Universitätsambulanz, dass ihre Praxis 30 Kilometer von der Uni entfernt sei. Das war für mich unvorstellbar! So weit mit der S-Bahn zu fahren, erlaubte mir meine Angst nicht. Ich war entrüstet und sagte empört: „So weit?! Das geht nicht!“ Aber die Angst ist ja auch zu etwas gut. Natürlich ging es. Es war, als hätte mich die Angst einfach zum richtigen Weg „hingedrückt“. Ich hatte einfach keine Wahl. „Entweder ich bewege mich zu

> Deine Schwierigkeiten sind das „Normale“ auf deinem Weg.

ihr hin oder ich sterbe“, dachte ich. Später lernte ich, dass auch schon dieses Gefühl mit meinen frühesten Kindheitserlebnissen zusammenhing.

Doch nicht nur der weite Weg zur Therapie ist ein häufiger Umstand – auch musst du vielleicht schauen, wie du die Fahrten dorthin bezahlen und die Sitzungen mit deinem Beruf vereinen kannst. Viele haben Angst davor, Vorgesetzte und Kollegen ins Vertrauen zu ziehen, um für die Therapiestunden freizubekommen. Das geht jedoch oft sehr viel besser, als viele anfangs befürchten. Nicht wenige Chefs machen selbst eine Psychotherapie und haben oft überraschenderweise Verständnis dafür.

Viele Therapeuten und Therapeutinnen bieten auch sehr früh morgens (schon um 7 Uhr) oder relativ spät abends (vielleicht um 20 Uhr) Therapiestunden an. Vielleicht musst du mehrmals pro Woche zur Therapie fahren. Manchmal, wenn die Kasse nicht (mehr) zahlt, brauchst du vielleicht sogar gute Ideen, wie du an Geld für die Therapie kommen könntest.

Das alles sind ungeheure Zumutungen. Und es ist ungerecht! Die traumatischen Erlebnisse, die zu der schweren Angst geführt haben, waren selbst schon ungerecht. Es war schmerzhaft und gruselig und vielleicht hast du das Gefühl, sowieso schon viel Lebenszeit verloren zu haben. Und dann soll man auch noch einsehen, dass der Weg hinaus aus der Misere ähnlich schmerzhaft ist wie der Weg hinein?

Disziplin lässt sich leichter aufbringen, wenn man daran glaubt, dass das, was man tut, auch nützt. Dieser Glaube fehlt bei einer schweren Angststörung oft, denn schließlich haben viele Betroffene schon sehr vieles ausprobiert. Es ist also noch viel schwieriger, weiter zu hoffen, wenn man schon lange im Dunkeln tappt.

Manchmal bleibt dir vielleicht nichts anderes übrig, als zu sagen: „Ich fange einfach (noch mal und noch mal) an." Du weißt nicht, wohin dich dein Weg führen wird, weißt nicht, ob deine Bemühungen Früchte tragen werden. Und doch wird es sich lohnen, loszugehen und immer wieder neu loszugehen. Denn dass du dich mühst, ohne irgendetwas dafür zu bekommen, ist sehr unwahrscheinlich. Vielleicht erhältst du etwas ganz anderes, als du erwartet hast. Vielleicht wirst du unzählige Male enttäuscht, aber nach einer Pause weiterzugehen birgt immer die Chance, etwas wirklich Gutes zu finden.

Oft blicken wir in unserem Elend zu den anderen, denen es so gut geht. Wir sehen Menschen um uns herum, die angstfrei und zufrieden sind, die körperlich gesund sind, sinnvolle Berufe und Beziehungen haben und die nicht ständig aufs Geld schauen müssen. Wir sehen die große Ungerechtigkeit dahinter. Doch auch gesunde Menschen mussten oft sehr viel Energie in ihren Weg stecken und viele haben ebenfalls sehr schwere – für uns oft unsichtbare – Schicksalsschläge erlitten.

Der Vorteil, den diese „gesunden" Menschen haben, ist, dass sie meistens leichtere Startbedingungen im Leben hatten und „ausreichend gute" Eltern hatten, die ihnen genügend emotionale Wärme schenken konnten. Dadurch können sie leichter ihre Ziele verfolgen. Sie müssen sich nicht ständig in dem Maße mit ihrer Innenwelt auseinandersetzen oder innere Beruhigungsarbeit leisten wie Menschen, die früh traumatisiert wurden und dadurch eine Angststörung entwickelten. Menschen mit einer schweren Angststörung brauchen für ihren Weg viel mehr Kraft als Menschen ohne diese Last. Doch woher die Kraft nehmen, wenn sie nicht da ist?

Auch gesunde Menschen mussten oft sehr viel Energie in ihren Weg stecken und haben – oft unsichtbare – schwere Schicksalsschläge erlitten.

Alles fängt im Kopf an. Wenn du sehr leidest, weil du starke Ängste hast, dann wirst du sehr wahrscheinlich den Wunsch haben, dass es dir besser geht. Somit ist schon mal die beste Voraussetzung geschaffen: Du leidest, und dein Ziel ist es, weniger zu leiden.

Diesen Traum in deinem Herzen kannst du nähren. Du kannst mit offenen Augen durch die Welt laufen und schauen, was dir begegnet. Jetzt ist dir dieses Buch in die Hände gefallen. Vielleicht siehst du zufällig etwas im Fernsehen oder du hörst etwas im Autoradio, was dich auf eine neue Idee bringt. Und dann kannst du dem folgen. Du kannst vielleicht nach Adressen von guten Therapeuten suchen und dich auf eine Warteliste setzen lassen, die zwar lang ist, wo du aber weißt, dass es sich lohnt. Wie auch immer: Die innere Offenheit ist der erste Schritt auf deinem langen Weg.

Es gibt vieles, das dir hilft, deine Angst zu verringern. Psychotherapie, ausreichend Schlaf, gute Bücher, gute Musik, Bewegung und gesunde Ernährung gehören dazu. Du weißt das, aber die Umsetzung ist oft so schwierig, und nach drei Tagen denkst du vielleicht: „Es bringt ja doch nichts."

Das Problem bei den guten Sachen ist: Sie bringen erst nach sehr langer Zeit etwas. Fast alle Märchen handeln davon, wie lange die Helden oder Heldinnen Strapazen auf sich nehmen müssen, bis sie an ihr Ziel gelangen. Etwa erst ein halbes Jahr, nachdem ich morgens täglich für wenige Minuten Yoga gemacht habe, stellte sich so etwas wie ein gutes Gefühl ein. Zunächst nur ganz kurz und ganz selten, aber es ließ mich ahnen, wie wohl ich mich fühlen kann.

Zu meiner ersten Analytikerin ging ich recht lange, bevor ich nach ersten positiven Überraschungen merkte, dass sich etwas tat. Psychoanalytiker schweigen eben viel – und oft muss man eine ganze Weile durchhalten, bis sich erste Effekte spüren lassen. Auch die gesunde

Ernährung ist nicht sofort wirksam. „Ich habe schon seit drei Tagen Diät gemacht, aber meine Haut ist immer noch nicht besser", denken manche enttäuscht. Doch bei einer klugen Ernährungsumstellung braucht es bis zu drei Monaten, bis die Haut besser wird, bis man etwas Gewicht verliert oder der Schlaf besser wird. Diese Wegstrecke durchzuhalten, ist eine große Kunst – insbesondere dann, wenn jeder Tag sowieso schon wie ein großer Kampf erscheint.

> Etwa erst ein halbes Jahr, nachdem ich morgens täglich für wenige Minuten Yoga gemacht habe, stellte sich ein gutes Gefühl ein.

Vielleicht hast du schon vieles über lange Zeit allein ausprobiert. YouTube-Videos und gute Bücher haben dir vielleicht auch schon so manches Mal geholfen. Aber wann immer du einen Begleiter finden kannst, wird dein Vorhaben leichter. Am besten ist natürlich ein „leibhaftiger" Begleiter, aber auch „geistige" Begleiter wie z. B. seelenverwandte Autorinnen, alte Poeten oder Romanfiguren können hilfreich sein.

Mir halfen lange Zeit die Videos von Eckhart Tolle zum Einschlafen. Es fühlte sich eine Zeit lang an, als sei er mein abendlicher Begleiter. Außerdem ging ich über lange Zeit fast täglich zur selben Zeit ins Freibad und lernte dort – nach langer Zeit – die Menschen näher kennen, die ebenfalls regelmäßig dorthin kamen. Ich fragte mich oft, welchen Sinn dieses tägliche Schwimmen habe – bis ich eines Tages unter der Dusche meine spätere Chefin kennenlernte. Der Sinn einer Sache ergibt sich oft erst, wenn man sie lang und ausdauernd genug macht.

Disziplin kann dich erden und dem „Schwebegefühl", das bei der Angst oft entsteht, entgegenwirken. Manchmal fühlt sie sich kalt und hart an und kann an Selbstqual grenzen. Sie richtig einzusetzen und für sich wirken zu lassen, will gelernt sein. Vielleicht schwankst du mal zwischen völligem Dich-gehen-Lassen und dem Übertreiben deiner guten Vorhaben wie gesunder Ernährung und Bewegung. Doch dann gibt es auch immer wieder Zeiten, in denen sich ein gutes Gleichgewicht einpendelt. Um sich Disziplin zu erleichtern, helfen Routinen. Auch sie können dir ein Gefühl von Geborgenheit und Eingebundensein geben.

Routinen aufbauen

„Ich habe schon oft den Rat gehört, Routinen aufzubauen. Aber das hilft mir nicht. Meine Angst lässt sich davon nur wenig beeindrucken", höre ich. Wenn ich nachfrage, wie genau es mit dem Aufbau von Routinen aussah, wird oft klar, dass es schnell einen Plan gab, der hoch motiviert erstellt wurde, dann aber nicht durchgehalten werden konnte. Die Routine war oft nicht verbunden mit einer Emotion oder mit einem sinnvollen persönlichen Bezug zum Handeln.

Disziplin kann dich erden und dem „Schwebegefühl", das bei der Angst oft entsteht, entgegenwirken.

Ich denke schon, dass Routinen auf Dauer beruhigen können, aber meiner Erfahrung nach ist das nur so, wenn sie kleinschrittig aufgebaut werden und über lange Zeit, vielleicht sogar über Jahre, etabliert werden. Routinen entstehen meistens nach den eigenen Vorlieben, die vielleicht ihre Wurzeln schon in der Kindheit haben. Ein Brötchen mit Marmelade und Kakao zum Frühstück kann dazugehören – auch wenn die Ernährungswissenschaft heute anderes empfiehlt. Als Freiberuflerin sind Routinen für mich sehr wichtig. Ich begann beim Aufbau sehr kleinschrittig und kann dir aus meinen Erfahrungen diesen Tipp geben:

Teile deinen Tag in mehrere kleine Einheiten auf, z. B. in Einheiten von wenigen Stunden. In vielen Religionen wird der Tag seit jeher in Rhythmen eingeteilt. Es gibt Halt und macht den Tag überschaubar. Hier ein konkretes Beispiel, das du als Schablone nutzen kannst. Trage dir deine eigenen Uhrzeiten ein, je nachdem, ob du Früh- oder Spätaufsteher bist, ob du angestellt bist, ob du im Schichtdienst arbeitest, arbeitslos oder Freiberuflerin bist. Alleinstehende Menschen finden sicher andere Routinen als alleinerziehende Mütter, Paare oder Familien.

Im Folgenden gebe ich dir ein Beispiel für einen möglichen Tagesablauf. Er eignet sich für eine alleinstehende Person. Ich male hier ein Idealbild mit vielen Freiheiten. Wenn du stark eingebunden bist an deinem Arbeitsplatz oder dich an den Zeiten deines Kindes orientieren musst, kannst du dir vielleicht dennoch wenigstens gedanklich Zeitabschnitte basteln. Versuche, so etwas wie kleine „Raucherpausen" einzulegen, die auch ohne Zigarette sehr gut funktionieren.

- Vielleicht magst du einmal ausprobieren, um 5 Uhr morgens aufzustehen. Die „Energie des Morgens" ermöglicht dir vielleicht, kreativ zu sein und etwas zu schreiben, zu malen oder Yoga zu machen.
- Frühstücke von 6 bis 7 Uhr. Suche dir aus, ob du die Stille genießt oder ob du im Fernsehen oder Radio regelmäßig eine Morgensendung verfolgst. So werden dir die Fernseh- oder Radiomenschen vertraut. Wenn du sie „live" erlebst, hat es etwas Belebendes, weil du siehst, was andere Menschen zur selben Zeit wie du machen. Das kann ein Gefühl der Verbindung herstellen. Vielleicht schaust du dir auch Lernvideos auf YouTube an. Du kannst auch beim Bäcker nebenan einen Morgenkaffee trinken. Versuche ein paar Tage lang, ungefähr zur selben Zeit ungefähr das Gleiche zu tun.
- Dann erledige bewusst Unangenehmes oder Angenehmes und arbeite bis 9 Uhr. Gönne dir um 9 Uhr einen Kaffee oder Tee und einen Keks, einen Apfel oder ein kleines Müsli.

- Arbeite an deinen Projekten bis 12 Uhr.
- Koche selbst oder geh essen in der Zeit von 12 bis 13 Uhr. Viele haben ein Mittagstief, sodass du auch planen kannst, bis 15 Uhr nichts zu machen und ein Nickerchen zu halten. Bist du angestellt an einem Arbeitsplatz, kannst du vielleicht innerlich etwas abschalten. Vielleicht denkst du dir jetzt: „Schön wär's!", weil du im OP-Saal arbeitest oder in einem Chemiewerk für empfindliche Maschinen zuständig bist. Denke nicht zu konkret, sondern bleibe beweglich und richte dir einen Rhythmus nach deinen Möglichkeiten ein.
- Um 16 oder 17 Uhr braucht es noch mal einen Kaffee oder Tee. Die englische Teatime ist da vorbildlich. Täglich ein kleines Stück Kuchen hilft bei der Diät: Wenn du weißt, dass du um 16 Uhr auf jeden Fall ein Stück Kuchen essen darfst, brauchst du zwischendurch vielleicht nicht so viel Süßes. Wenn du allein bist und viel fernsiehst oder Serien streamst, kannst du vielleicht leichter auf ständiges Fernsehen verzichten, wenn du eine Nachmittagssendung einplanst. In der Zeit von 16 bis 18 Uhr laufen viele interessante Sendungen. Und wenn nichts Passendes für dich dabei ist, loht sich ein Blick in die Mediathek.
- Um 18 Uhr hast du nach diesem Zeitschema schon mehr als zwölf Stunden hinter dir – das gilt es zu würdigen. Du kannst jetzt schon Abendbrot essen. Der Nachtschlaf ist meistens besser, wenn man die letzte Mahlzeit nicht zu spät zu sich nimmt – jedenfalls in unseren Breitengraden; in heißen Sommern mit längerer Mittagsruhe kann das anders sein.
- Der Abend ist für viele Menschen mit schweren Angststörungen oft problematisch. Die Ruhe, die Langeweile, die Einsamkeit, die Gedanken können unruhig und haltlos machen. Vielleicht magst du noch einmal einen Spaziergang machen, vielleicht sogar barfuß. Lesen oder noch mal eine körperliche Aktivität wie Aufräumen und Putzen können hier hinpassen. Buchführung, Steuererklärung, Überweisungen oder andere abscheuliche Sachen können

hier noch mal ihre Zeit finden. Auch für den Anruf bei einer Freundin ist jetzt vielleicht die richtige Zeit. So manche Telefonfreundschaft kann ein bis mehrmals pro Woche gepflegt werden.

- Zwischen 20 und 22 Uhr kannst du nach diesem Zeitschema den Tag beenden. Das ist ja oft der schwierigste Part bei einer Angststörung. Vielleicht magst du noch einen Podcast hören oder beteiligst dich an Ritualen wie z. B. #twomplet auf Twitter. Angelehnt an das Komplet, das christliche Nachtgebet, wird abends auf Twitter von 21 bis 22 Uhr gebetet (Stand Juli 2022).
- Nimm dir eine Wärmflasche mit ins Bett – sie ersetzt ein wenig die körperliche Wärme eines anderen Menschen, wenn du alleine bist. Ein Abendjoghurt, ein heißer Kakao oder wohlduftender Tee könnten dir helfen, in die Nacht zu finden.
- Zwischen 2 und 3 Uhr morgens sind viele traumatisierte Menschen wach – häufig mit Ängsten und verschiedenen Körpersymptomen wie z. B. Gelenkschmerzen, Herzrasen, Übelkeit oder Allergien. Hier kannst du versuchen, bewusst deinen Atem zu verfolgen. Du kannst auch das Licht anmachen, aufstehen, E-Mails erledigen, kreuzworträtseln, fernsehen. Quäle dich nicht zu lang mit Einschlafversuchen, sondern gönne dir eine Wachzeit, bis du wieder müde wirst.

Ausgewogenheit finden

Wenn du neue Routinen in dein Leben einführst, ergeht es dir vielleicht ähnlich wie beim Thema Disziplin: Die Neigung, aus der Routine einen Zwang zu machen, kann bestehen. Als ich in meiner Studentenzeit einmal an einem Bibelkreis teilgenommen hatte, in dem geraten wurde, täglich die Losungen zu lesen, wurde das tägliche Lesen für mich zum Zwang. Irgendwann hatte ich das Gefühl, es würde etwas Schlimmes passieren, wenn ich einmal nicht in der Bibel las.

Dann begann ich meine Psychotherapie und die Psychotherapeutin stellte fest: „Also ich höre von Ihnen, dass Sie manchmal Angst haben und manchmal einen Zwang haben. Es scheint so zu sein, dass entweder der Zwang da ist oder die Angst.“ Ich erlebte dabei einen Aha-Effekt. Mit der Zeit bemerkte ich die Funktion der beiden Zustände: Einer wollte den anderen verdecken. Meistens war entweder die Angst da oder der Zwang, aber fast nie beides gleichzeitig. Als es mir jedoch mit therapeutischer Hilfe gelang, die Angst zu untersuchen, ließ der Zwang langsam nach und ich konnte wieder freier meine normalen Routinen durchführen.

„Aber kann ich mich nicht einfach mal ausruhen?“, könntest du denken. Natürlich. Das Ausruhen und das Schaffen weiter Räume sind wichtig. Es gibt Sonn- und Feiertage, Urlaub und Krankheitstage. Sie sind eine willkommene Unterbrechung im Trott und sollten bewusst wahrgenommen werden.

Andererseits hat sich eine schwere Angststörung über viele Jahre entwickelt. Es braucht oft ebenso viele Jahre, um die Angst wieder zu reduzieren. Der Weg dahin ist sehr empfindlich und erinnert manchmal an eine Jo-Jo-Diät: Sobald die Angst weg ist, sind wir erleichtert und leben normal weiter. Doch manchmal kommt die Angst dann wieder verstärkt zurück.

Ähnlich wie wir auf der Autobahn einen Unfall sehen und dann für einige Meter langsamer fahren, so sind wir doch rasch wieder im alten Tempo unterwegs. Wenn es uns gelingt, die Angst zu reduzieren, dann ist das ein wertvoller Schatz. Wir spüren: Die Angst ist reduziert, wenn wir unsere Bedürfnisse bemerken, ausdrücken und sie befriedigen. Unser Bedürfnis zeigt:

> Eine schwere Angststörung entwickelt sich über viele Jahre. Es braucht oft ebenso lang, um die Angst wieder zu reduzieren.

Da ist was. Es ist das Gegengewicht zu „Da ist nichts“, das wir in der Angst oft spüren. Angst geht zurück, wenn wir unsere Wut verbalisieren, ausreichend schlafen und uns ausreichend bewegen.

Wir können uns selbstverständlich Phasen gönnen, in denen wir uns ausgiebig ausruhen. Doch manchmal müssen wir achtsam bleiben und schauen, ob wir nicht wieder zu viele der alten Gewohnheiten ansammeln. Dann wieder den Faden aufzunehmen, um den angstreduzierten Weg weiterzugehen, ist oft mühselig.

Oft beneiden wir die Menschen, denen es gut geht. Doch wenn wir einmal genauer hinschauen, dann sehen wir oft, wie viel Arbeit in diesem Gutgehen steckt. Gesundheit und Angstfreiheit sind oft nicht einfach so da, sondern das Gute kommt, wenn wir uns auch Mühe geben. Es ist ein zweischneidiges Schwert: Einerseits wollen wir uns endlich einmal entspannen und sehnen uns nach einem „normalen“ Leben, ohne ständig über uns nachdenken zu müssen, andererseits spüren wir die Wirksamkeit unserer Maßnahmen und wollen versuchen, den neuen, angstfreieren Zustand beizubehalten.

Es ist ein bisschen wie mit dem Autofahren: Anfangs müssen wir genau auf unsere Füße und die Kupplung achtgeben. Doch nach einiger Zeit können wir mühelos Auto fahren. Ein bestimmtes Maß an Achtsamkeit brauchen wir jedoch, um weiterhin unfallfrei Auto fahren zu können.

Johann Sebastian Bach hat eine schöne Kantate komponiert, die da heißt: „Wachet! betet! betet! wachet!“ (Bach-Werke-Verzeichnis 70). Ich finde diese Kantate so schön, weil die Melodie so fröhlich, leicht und gleichzeitig sehr ernst wirkt. Bach erinnert daran, dass wir immer auch ein bisschen wachen und beten sollten – im heutigen Sprachgebrauch würden wir vielleicht sagen, dass wir achtsam bleiben sollten.

Wir Menschen haben eine große Sehnsucht nach Routinen. Der Rahmen, den Routinen uns bieten, gibt uns Halt. Viele gemeinsame Routinen haben sich verloren: Der Kirchgang am Sonntag findet kaum noch statt, Jahresfeste wie Weihnachten oder Ostern werden von vielen Menschen eher umgangen als gefeiert, und wie sich die Natur im Laufe des Jahres wandelt, bekommen wir in der Stadt oft kaum noch mit.

Doch wir können uns selbst wieder Routinen aufbauen. Dabei sollten wir uns viel Zeit lassen und kleinschrittig anfangen, indem wir z. B. „Mini-Habits“, Mini-Gewohnheiten, einführen (Lemper-Pychlau, 2015). Ein Mini-Habit kann z. B. sein, dass ich ein bis drei Seiten pro Tag in einem Buch lese – vielleicht setze ich mich währenddessen in ein Café. Du kannst dir auch einen Kalender zu deinem Lieblingsthema kaufen und dich täglich kurz hinsetzen, um dich mit der neuen Kalenderseite zu befassen – wenn du dich für Sprachen interessierst, besorge dir einen Sprachenkalender und genieße die kurzen, täglichen Lernabschnitte.

Ich finde die Kantate „Wachet! betet! betet! wachet!“ so schön, weil die Melodie so fröhlich, leicht und gleichzeitig sehr ernst wirkt.

Auch hilft es, täglich etwa zur gleichen Zeit schlafen zu gehen und aufzustehen. Dabei ist es wichtig, dass du dich nach deinem Biorhythmus richtest. „Späte“ Menschen kann man nicht wirklich zu Frühaufstehern erziehen, ebenso wenig wie man Frühaufsteher zu Nachteulen machen kann. Finde deinen Biorhythmus heraus und richte dich danach, denn ausreichend Schlaf mindert die Angst. Die Routinen wirken wie ein schützender Rahmen. Sie werden zu einem tröstlichen Alltag und zu einem Halt. In einem strukturierten Tag finden wir Ruhe und Geborgenheit, sodass das Angstgefühl insgesamt etwas gemindert werden kann.

TIPPS FÜR EINE GUTE TAGESSTRUKTUR

- Richte dir deinen Tag möglichst nach deinem Biorhythmus ein. Wenn das z. B. aufgrund deiner Arbeit nicht konkret geht, gib wenigstens innerlich ein bisschen nach, wenn du dich in deinen natürlichen Tagestiefpunkten befindest. Erlaube dir, etwas zu träumen, wenn beruflich möglich, und lass an deinen Tiefpunkten auch einmal fünfe gerade sein.
- Schau im Kalender nach, wann Vollmond und Neumond ist. Es ist schön, wenn man nicht so ganz „blind" an der Natur vorbeigeht. Gleichzeitig kannst du dabei beobachten, ob deine Schlafqualität mit dem Mond zusammenhängt oder nicht.
- Richte dir feste Essenszeiten ein.
- Schau, welche Fernsehsendungen dir am Tag Halt geben und welche Sendungen du regelmäßig schauen kannst.
- Zünde dir morgens ein Kerzchen an und denk an Menschen, die du gerne hast.
- Lüfte regelmäßig, um der Trägheit entgegenzuwirken.
- Geh immer wieder einmal barfuß spazieren – damit schulst du deine Sinne und belebst deinen Körper. Du kannst auch im Herbst und Frühjahr barfuß laufen, wenn du dich mit Mütze und Schal warm anziehst.
- Verfolge abends auf Twitter das Abendgebet #twomplet.
- Triff dich online einmal täglich mit Bekannten.
- Alltägliche, lästige Aufgaben kannst du in etwas Sinnvolles verwandeln. Du kannst dich auf Atemübungen konzentrieren, während du beim Einkaufen an der Kasse wartest. Aufräumen und Putzen können nicht nur zur äußeren, sondern auch zur inneren Ordnung führen. Fang an kleinen Stellen an – du musst nicht alles auf einmal schaffen. Mach Putzen zu deiner Meditation.
- Schreibe Geburtstage von Freunden in deinen Kalender und gratuliere ihnen, wenn du das Gefühl hast, dass es stimmig ist.

Wie Motivation finden?

Motivation für ein besseres Leben, für Yoga, gesunde Ernährung, Beziehung und Bildung zu finden, ist ein lebenslanges Projekt. Vielleicht träumst du ja schon lange von einem Lebensprojekt oder einem fernen Ziel. Vielleicht möchtest du noch promovieren, ans Meer ziehen, in ein Kloster gehen oder eine Ausbildung machen.

Im Laufe des Lebens gehen viele Träume verloren, aber viele Träume können wir wieder aufleben lassen. Allein das Verfolgen der Träume wirkt angstmindernd. Wenn wir ein Ziel haben, ist das oft die beste Motivation und zugleich eine Meditation. Immer wieder können wir unser Ziel mit in unsere Meditation aufnehmen. Dazu können auch mehr oder weniger konkrete Ziele gehören wie z. B. das Ziel, die Neurodermitis oder die Kreuzschmerzen loszuwerden oder aber natürlich auch, die schwere Angst zu verlieren.

Wenn unser Kampfgeist geweckt ist, scheint unser innerer Schweinehund nicht mehr vorhanden zu sein. Doch nachdem der erste Schwung abgeflaut ist, spüren wir ihn wieder ganz deutlich. Wir wollen ihn überwinden. Doch ist dieser Schweinehund nicht auch ein Hinweis darauf, dass wir mehr Ruhe brauchen?

Wenn wir nicht ausgeruht und nicht warm sind, dann haben wir auch keine Lust, uns zu bewegen. Das trifft sowohl auf unsere körperliche als auch auf unsere geistige Bewegungslust zu. Unsere Bewegungslust kommt jedoch fast wie von selbst, wenn es uns einigermaßen gut geht und wir uns erholt fühlen. Die Bewegungslust ist etwas ganz Natürliches in uns – wir brauchen uns nicht anzustrengen, um sie zu wecken, sondern wir brauchen genügend Schlaf und gute Nährstoffe.

Daher geht es nicht darum, den inneren Schweinehund zu überwinden, sondern wir können uns darum kümmern, es uns im Leben nach und nach so einzurichten, dass wir uns gar nicht erst besonders überwinden müssen. Beim Yoga ist das Schwierigste oft der Schritt vom Sessel hin auf die Matte. Aber wenn wir insgesamt in einer relativ guten Verfassung sind, dann fällt uns der Schritt hin zur Bewegung sehr viel leichter.

> Die Bewegungslust ist etwas ganz Natürliches in uns.

Oft sehe ich Menschen durch den Wald joggen, die völlig am Ende ihrer Kräfte sind. Der umgehängte Pulli hängt herunter, Schweißperlen stehen auf der Stirn und der Atem geht schwer. Ich denke schon beim Zusehen: „Morgen wird es für diesen Menschen schwer werden, sich wieder aufzuraffen."

Egal, ob du beginnst, zu joggen, zu schwimmen oder eine Fortbildung zu machen: Es kommt immer auf das Gefühl an. Das Gefühl, das du hast, während du dich bewegst und während du lernst, entscheidest darüber, ob du dich morgen wieder bewegen willst oder nicht.

Nehmen wir z. B. an, du möchtest mit dem Laufen beginnen. Dann kannst du einige Dinge beherzigen, die dazu führen, dass dein Vorhaben aufblüht. Im Folgenden zeige ich dir, wie du dranbleiben kannst. Das Beispiel vom Laufen kannst du auch auf andere Dinge übertragen, die du beginnen möchtest. Auch wenn du eine Sprache oder ein Instrument lernen möchtest, kannst du die folgenden Tipps für dich nutzen.

Wenn du mit dem Laufen beginnst, dann tu es extrem langsam. Laufe so langsam in kleinen Trippelschritten, dass du theoretisch auch neben dir selbst hergehen kannst. Suche dir eine sehr kurze Strecke aus. Sobald du auch nur ein bisschen aus der Puste kommst, verlangsame deine Schritte und geh eine Weile. Das kannst du ein paar Mal wiederholen. Und dann versuche einmal darauf zu achten, ob du kurze Strecken hast, in denen sich das Laufen wirklich gut anfühlt. Versuche nichts anderes, außer dieses gute Gefühl entstehen zu lassen und zu bemerken – und sei es auch nur für wenige Sekunden.

Sobald du ein gutes Gefühl fühlst, versuche dies für dich abzuspeichern. Wenn du bemerkst, dass dieses gute Gefühl aufhört, dann hör auch auf zu laufen. Stoppe und geh langsam weiter. Es ist wie beim Yoga oder wie im echten Leben: Nimm die Schmerzgrenze ernst und geh nicht übermäßig darüber hinaus.

Dieses gute Gefühl führt dich dazu, dass du morgen wieder dabeisein möchtest. Ich hatte oft keine Lust zum Yoga und konnte oft nicht festmachen, woran es lag – bis ich irgendwann feststellte, dass mich meine kalten Füße stören. Seit ich mir angewöhnt habe, eine Wärmflasche zu machen, um diese an meine Zehenspitzen zu legen, kann ich mich morgens fast immer zum Yoga aufraffen. Dieses „kleine Problem" hatte vorher oft dafür gesorgt, dass ich nicht auf die Matte ging. Die Wärmflasche hat hier alles verändert.

Wenn du etwas immer zur gleichen Tageszeit machst, dann kannst du deinen Körper darauf konditionieren. Er wird schließlich nach der Bewegung, nach dem Lernstoff oder nach dem gesunden Essen von sich aus verlangen.

Die Regelmäßigkeit selbst kann eine Quelle der Kraft werden. Egal, was du heute Nachmittag Lästiges erlebst: Wenn du regelmäßig frühmorgens Yoga machst, dann weißt du, dass du morgen auf der Matte stehen wirst. Für diese Momente am frühen Morgen wirst du deine Ruhe haben. Das, was jetzt gerade unangenehm und lästig ist, kannst du gedanklich eingrenzen und weißt: Spätestens morgen früh stehe ich in Ruhe auf der Matte, ganz egal, was jetzt ist.

Mach dir bewusst, dass du auch die kleinsten Schritte wirklich schätzen kannst. Jeder Tropfen auf den heißen Stein nützt etwas. Nur einen Schritt joggen, nur einen Biss in den Apfel – und schon ist viel gewonnen. Jede Zelle in uns, die gesund ist, nützt uns. Jeder gute Moment, den du erlebst, wird abgespeichert. Auch wenn du ganz viel Zerstörerisches in dir spürst oder außen erlebst – du wirst auf das Gute immer wieder zurückgreifen können. Mit Beständigkeit und Geduld wirst du dir Stück für Stück Gutes aufbauen können.

Es ist ein bisschen wie bei einem Möbelstück zum Selbstzusammenbauen. Die ersten beiden Seiten halten noch nicht von allein. Du musst dich ein wenig überwinden, um die ersten Hürden zu nehmen. Doch sobald das dritte Teil hinzukommt, bekommt dein Möbelstück Stabilität und es wird sehr viel leichter, es weiterzubauen. Sobald ein bisschen Stabilität darin ist, macht es dir auch Freude, weiter dranzubleiben.

Mach dir bewusst, dass du auch die kleinsten Schritte wirklich schätzen kannst.

Sobald du etwas erlernst, weitet sich deine Welt. Du kannst neue Verknüpfungen schaffen – und auch das motiviert und fühlt sich an wie ein Spiel. Wenn du Yoga lernst, magst du vielleicht auch ein paar Worte auf Sanskrit lernen. Vielleicht gehst du öfter schwimmen und interessierst dich wieder dafür, wie die Kraultechnik richtig geht. Du findest dann hierzu vielleicht englische Videos und besserst damit deine Sprache auf. Du möchtest dich dann besser ernähren, um weiterzukommen. Und so kommt eins zum anderen. Mit dem Neuen kommt die Motivation. Lange „tote" Strecken der Langeweile können dazugehören, doch du kannst darauf achten, offen zu bleiben, sodass du die Einladung zum Weitermachen annehmen kannst, sobald sie von außen oder innen kommt. Selbst wenn du anfangs nicht viel davon merkst: Du bist selbstwirksam. Deine Aktivitäten werden dir helfen, deinen Zielen näher zu kommen. Je öfter du das spürst, desto leichter wirst du dich zum Weitermachen motivieren können. Diese körperliche und geistige Bewegung kannst du dann fortführen bis ins hohe Alter.

Am Ende dieses Abschnitts möchte ich dir noch einen kleinen Text mitgeben, den ich einmal schrieb, als es mir fast unmöglich schien, zwei meiner wichtigsten Lebensziele weiterzuverfolgen. Vielleicht helfen dir diese Worte, wenn du einmal selbst an deinen Projekten zweifelst.

Den Funken in mir bewahren

Ich kann diesen Funken in mir bewahren:
Diesen Funken Hoffnung, dieses entfaltbare Säckchen Liebe, dieses Bild in meinem Kopf von meinem Ziel.
Es ist keine Fata Morgana. Es ist echt, unerbittlich.
Und wo immer ich bin, passe ich auf meinen kleinen Funken auf. Ich lege eine Schutzhülle über ihn und gehe weg von Orten und Menschen, die meinen kleinen Funken angreifen wollen.
Ich halte ihn und beschütze ihn – das ist die einzige Aufgabe, die ich habe auf dem Weg zum Ziel.

Sterben lernen heißt leben lernen

Bei der starken Angststörung geht es im tiefsten Grunde um die existenzielle Angst vor dem Leben, dem Sterben und dem Tod. Ich finde es wichtig, das Leben auch als eine Vorbereitung auf das Sterben anzusehen. Im Geburtshaus hörte ich einmal diesen schönen Satz: „Ihr habt in der Schwangerschaft neun Monate Zeit, um euch auf die Geburt vorzubereiten – also nutzt sie klug. Macht Schwangeren-Yoga, ernährt euch gesund, meditiert und lest Wissenswertes über die Geburt.“

Einerseits können wir eine Geburt nicht kontrollieren und müssen uns überraschen lassen von dem, was da „über uns kommt“. Andererseits können wir schon einiges dafür tun, um die Wahrscheinlichkeit für einen guten Verlauf zu erhöhen. Wir können uns dafür öffnen, das Gute zu erkennen und es zu uns einzuladen.

Die Hebamme sagte damals weiter: „Wir sagen hier bewusst: Die Frau ist ‚unter der Geburt‘, womit wir beschreiben, dass sie dem Vorgang ausgeliefert ist. Wenn es ihr gelingt, sich hinzugeben, dann sind das oft gute Voraussetzungen für einen guten Verlauf. Das heißt auch, mit der Kraft der Natur und dem Gewaltigen, das hinter einer Geburt steckt, mitzugehen.“

Manchmal sorgen Angst, Übelkeit, körperliche Schmerzen und Schwäche dafür, dass wir gar nicht anders können, als uns hinzugeben. Wir können das zwar mit Fluchen tun, aber wir geben uns hin und arbeiten mit den Umständen mit. Mit Tod und Sterben ist es ähnlich: Ich kann mich jetzt auf das Altern und Sterben vorbereiten. Was kommen wird, das weiß ich nicht, aber ich kann mich auf das Kommende ausrichten. Eine 95-jährige Frau, die noch täglich Yoga machte, hörte ich einmal sagen: „Ich will nicht jung bleiben, ich will mit dem mitgehen, was gerade dran ist.“

Wissen über die Vorgänge des Sterbens kann uns einerseits erleichtern und unsere Angst lindern. Andererseits kann das Wissen unsere Angst aber auch verstärken. Ich habe unter anderem deshalb Medizin studiert, weil ich eine große Angst vor Krankheiten hatte und schon immer zur Hypochondrie neigte. Ich kann sagen: Das Studium hat geholfen, aber das Spektrum hat sich erweitert. Einerseits kann ich mich nun leichter beruhigen, andererseits kenne ich heute sehr viel mehr mögliche Krankheiten, die passende Beruhigungsaktionen erfordern. Ich bin also weiterhin hypochondrisch, aber auf einem höheren Niveau.

Es ist jedoch auch erstaunlich, wie sich Denken und Fühlen beim Älterwerden verändern: Was früher Angst machte, ängstigt nicht mehr. Neue Ängste können hinzukommen. Eine schwangere Frau in der zehnten Woche mit der Geburt zu konfrontieren, ist oft nicht hilfreich, sondern macht ihr nur Angst. Am Ende der Schwangerschaft jedoch interessiert sie sich umso mehr für die Geburt und kann es manchmal gar nicht mehr abwarten, bis es so weit ist. Das heißt: Wir können uns auf Altern, Krankheit und Sterben vorbereiten, aber wir sollten uns auch nicht überfordern. Vieles, was uns jetzt einen Schrecken einjagt, ist kaum noch erschreckend, wenn die Zeit reif ist.

Was kommen wird, das weiß ich nicht, aber ich kann mich auf das Kommende ausrichten.

Das Problem bei der Angststörung ist, dass die Betroffenen häufig schon sehr nah am Tod waren. „Ich bin schon oft gestorben“, sagt eine Betroffene. Was viele in der Zukunft befürchten, ist manchmal etwas, was sie in der Vergangenheit bereits erlebt haben, woran sie sich aber nicht bewusst erinnern können.

Säuglingsforscher haben verschiedene Hypothesen, wie wir unsere Geburt empfunden haben – ob ein Erstickungsgefühl uns zum Atmen bewegt hat? Ob wir befürchteten, „stecken zu bleiben“? Ob wir dachten, wir müssten sterben? Viele verschiedene Vorstellungen ranken sich um das Empfinden des Babys bei der Geburt. Manche Vorstellungen mögen stimmen, andere überhaupt nicht. Vielleicht hilft es uns, neugierig zu bleiben – auch neugierig zu bleiben auf das, was wir nicht haben wollen, was uns aber geschieht.

„Ich würde lieber sterben, als mich übergeben zu müssen", sagte mir eine Patientin einmal. Sie hatte eine so starke Angst vor dem Erbrechen, dass es ihr kaum möglich war, normal zu leben. Das Sich-Übergeben rief in ihr so unaushaltbare Gefühle hervor, dass sie lieber hätte sterben wollen. In diesem Fall konnten wir eine mögliche Erklärung finden: Die Patientin hatte als Kleinkind eine extreme Form der Krankengymnastik erhalten (Vojta-Therapie). Während der Übungen schrie sie sich in Todesangst die Seele aus dem Leib und manchmal übergab sie sich vor Anstrengung.

Viele verschiedene Vorstellungen ranken sich um das Empfinden des Babys bei der Geburt.

Die Mutter, die die Therapie durchgeführt hatte, wurde angeleitet, sich von dem Schreien nicht beeindrucken zu lassen und die Therapie weiterzuführen. Die Patientin hatte also möglicherweise das Gefühl, sterben zu wollen oder gleich sterben zu müssen, es aber letzten Endes nicht zu können. Stattdessen war sie weiterhin ihrer Qual ausgesetzt. Sie befand sich in einem schrecklichen Zwischenzustand.

Solche extremen Erlebnisse in der Baby- und Kleinkindzeit sind gar nicht so selten. „Kleine Babys sind immer so nah am Tod", sagte mir einmal eine Kinderärztin. Wenn wir uns bewusst machen, dass das Sterben „nichts Neues" für uns ist, sondern dass wir mit Sterbegefühlen schon oft konfrontiert waren, dann können wir unseren Ängsten damit einen Anker setzen.

Insbesondere wenn das vegetative Nervensystem überfordert ist, wenn wir zittern, Übelkeit, Schwindel, Atemnot und Schweißausbrüche verspüren, dann fühlen wir uns vielleicht dem Sterben sehr nahe. Viele haben Angst vor Schmerzen am Ende des Lebens. Tatsächlich aber sind Übelkeit, Angst und Atemnot häufig die größeren Probleme im Sterbeprozess.

Wir können uns aufmachen, vieles zu üben: Wir können uns darin üben, Unangenehmes mit Interesse zu betrachten, Ohnmacht zu erforschen und uns auf unsere Körpergefühle zu konzentrieren. Psychoanalytiker stellen immer wieder fest: Wenn sie sich zusammen mit dem Patienten auf unaushaltbare (Körper-)Zustände konzentrieren und nicht weglaufen, dann können die unerträglichen Zustände zurückgehen. Manchmal werden sie zunächst stärker, aber dann lassen sie häufig nach.

Wenn wir es schaffen, diese Erfahrung zu machen, dann kommen wir der Kunst des Lebens und des Sterbens ein großes Stück näher. An diesen Punkten können wir „wahre Angst“ spüren – häufig aber lässt die krankhafte Angst nach, wenn wir ganz konkret leben, krank sind oder sterben.

Wir alle haben das große Potenzial, uns zu entwickeln. Krankhafte Angst zu spüren und zu durchleben, kann schwächen, weil es oft mit einer gefühlten endlosen Weite und Unkontrollierbarkeit verbunden ist. Es kann aber auf gewisse Art auch stärken. Wenn wir uns dem konkreten, dem realen Schlimmen ausgeliefert sehen, dann empfinden wir das mitunter als große Erleichterung: „Ich habe schon so viel Schlimmeres gefühlt“, sagt eine Betroffene. „Meiner psychotischen Mutter als Kind ausgeliefert gewesen zu sein, hat mich in ein Meer von Angst und Dunkelheit getaucht. Diese unfassbare Angst spüre ich immer noch. Sie ist in mir und ich bin ihr mal näher und mal bin ich von ihr weiter entfernt. Doch mit dem realen Unglück von hier und heute komme ich wirklich gut klar.“

> Krankhafte Angst zu spüren und zu durchleben, kann schwächen, es kann aber auf gewisse Art auch stärken.

Ich habe viel gelernt auf meinem Weg mit der Angst und durch die Angst. Doch das größte Geschenk, das ich auf diesem Weg erhalten habe, ist die Erfahrung, dass ich nicht allein bin. Ich kann nun mit anderen Menschen kommunizieren, ich kann wirklich sprechen mit ihnen, nicht nur plappern. Ich habe verstanden, dass auch andere Menschen Formen der Angst kennen, die der meinen sehr ähnlich sind.

Egal, was passiert: Wenn wir lernen, uns in Beziehungen wohl und verbunden zu fühlen, dann bekommt die vielleicht größte Angst, der „Horror vacui", der Horror vor der absoluten Leere, ihren Platz. Wir fürchten uns vor dem vollkommenen Verlassen- und Verlorensein, doch wir finden auch wieder Halt in der Verbundenheit mit anderen.

Neues kann kommen

Die große Frage am Ende dieses Buches – wie vielleicht am Ende einer Psychoanalyse oder Psychotherapie – lautet: Was hat es mir gebracht?

Die Angst fühlt sich an wie etwas Absolutes. Wenn du in der Angst steckst, dann fühlt es sich für dich wahrscheinlich wie die absolute Wahrheit an. Da draußen ist die Hölle und in dir ist die Hölle auch, magst du denken. Vielleicht kannst du dir deine Angst auch wie einen See vorstellen, der da ist. Mal bist du diesem See sehr nahe, mal bist du weiter weg. Und in schlechten Zeiten fällst du hinein.

Die Angst ist wirklich schlimm, das versuchst du vielleicht so manches Mal deinen Mitmenschen nahezubringen. Wie schlimm sie ist, höre ich immer wieder von Betroffenen: „Ich möchte mich dann umbringen", sagen manche. Die Angst wirkt manchmal schlimmer als ein Schmerz oder als irgendeine andere unaushaltbare Situation.

Nun bist du jedoch wahrscheinlich lange Zeit mit deiner Angst allein gewesen. Oder du warst zu zweit mit ihr. „Ich und die Angst" – das war möglicherweise dein Zustand über große Zeiträume hinweg. Wenn du jedoch Vorbilder suchst oder eine Psychotherapie machst, dann können neue Menschen dir neue Wege eröffnen.

Wenn du lernst, „echte Beziehungen" mit anderen aufzunehmen, dann erschaffst du dir etwas „Drittes". Du bist dann nicht mehr mit dir allein oder allein mit dir und dem „Angst-See". Sobald z. B. ein Psychotherapeut für dich da ist, hast du nachträglich einen Zeugen für das, was dir passiert ist. Und du hast einen Zeugen dafür, der sieht, wie du da bist und wie dein Angst-See aussiehst.

Zu dritt stehst du stabiler. Die Kommunikation mit dir selbst, das Verhandeln mit der Angst mag immer noch enorm schwer sein, aber du hast nun noch jemanden, mit dem du gesund kommunizieren kannst. Die Rolle des Dritten hat vielleicht jetzt dieses Buch für dich gehabt. Ich als Autorin habe mich an deine Seite gestellt, und vielleicht hast du das Gefühl gehabt, während des Lesens zusammen mit mir, also in Begleitung, deine Angst zu betrachten.

Du hast während des Lesens vielleicht eine innere Beziehung zu mir aufgebaut und dich nicht mehr ganz so verloren gefühlt. Das Wichtigste beim Herauskommen aus der Angst ist es, zu verstehen, wie wichtig Beziehungen sind, und alles dafür zu tun, dass du Beziehungen aufbauen kannst.

Wenn es uns schlecht geht, dann ziehen wir uns häufig aus der Realität zurück. Sie bedeutet uns nichts mehr. Schon Sigmund Freud schrieb 1924, es sei eine „Erfahrung, die wir alle machen können, dass jede Neurose das Verhältnis des Kranken zur Realität irgendwie stört, dass sie (die Neurose) ihm ein Mittel ist, sich von ihr (der Realität) zurückzuziehen."

Es gibt eine wunderbare Dokumentation von Daniel Mackler (2014) namens „Take These Broken Wings“. Darin wird beschrieben, wie die schizophrene Patientin Catherine Penney ohne Medikamente mithilfe der Psychoanalyse geheilt wird. Sechsmal pro Woche sieht sie ihren Psychoanalytiker Daniel Dorman. Auf die Frage, was es ihr gebracht habe, sagt sie: „Das größte Geschenk ist, mit Leuten zusammensein zu wollen. Es ist das Gegenteil von Isolierung. Es ist, wirklich den Kontakt mit den Leuten zu lieben und das Menschliche in den Leuten zu sehen, das Heilige in ihnen, das Heilige in jedem von uns“ (Mackler, YouTube 2014, 1:03:55).

Das Heilige in dir und in anderen zu erkennen, kann dich aus der Isolation führen. Vielleicht hast du oft das Gefühl, dass die anderen ja keine Ahnung haben und nur ein oberflächliches Leben führen. Doch auf gewisse Weise hat jeder Mensch diese „Ahnung“, die du auch hast. Jeder Mensch kennt Hilflosigkeit und ein Fallen in eine Angst ohne Grip. Jeder Mensch kennt es, weil er geboren wurde und weiß, dass er sterben muss.

Wir Menschen kennen sowohl die grenzenlose, unaushaltbare, quasi „unmenschliche“ Angst als auch die aushaltbare, lebendige, menschliche Angst. Wenn du Menschen triffst, bei denen du merkst, dass eine gute Verbindung möglich wird, dann lohnt es sich, diesen Kontakt zu pflegen, denn dieses Gefühl der Verbundenheit kann vieles verändern. Eine einzige gute Beziehung reicht, damit du dich insgesamt weniger einsam fühlst. Es lohnt sich immer, danach zu suchen. Die Angst muss nicht weg sein, sie kann nicht weg sein, weil sie zu deinem Leben, zu unserem Leben gehört.

> Das Heilige in dir und in anderen zu erkennen, kann dich aus der Isolation führen.

DIE 7 SCHRITTE AUF EINEN BLICK

Wenn du an schweren Panikattacken oder unerklärlichen Ängsten leidest, dann hast du vielleicht schon vieles ausprobiert. Wer eine schwere Angststörung hat, findet meistens nicht die schnelle Hilfe. Die Reise zur Angstfreiheit – gemeint ist das Freiwerden von der quälenden, „unnatürlichen" Angst – beginnt oft mit einer langen Suche nach Lösungen.

Nach oft jahrelanger Arbeit findest du tatsächlich zu neuem Mut und neuer Lebenslust. Doch dann kommt eine weitere Angst hinzu: Was, wenn alles wieder zurückkommt? Was, wenn ich wieder in meine Angst falle?

Du willst behalten, was du gewonnen hast, und das bedeutet, dass du vielleicht immer ein wenig Disziplin brauchst, um das neue, angstfreiere Leben zu genießen. Einerseits ist es wie mit dem Autofahren: Während du anfangs noch genau überlegen musst, wie du deine Füße sortierst, geht es langsam in Fleisch und Blut über. Irgendwann musst du nicht mehr darüber nachdenken. Andererseits musst du im Straßenverkehr immer aufmerksam sein, um keinen Unfall zu bauen. Doch es überfordert dich nicht mehr – oder höchstens dann, wenn wirklich viel los ist auf der Autobahn.

Den Weg zur „Angstfreiheit“, wie ich ihn in diesem Buch beschreibe, fasse ich hier für dich noch einmal zusammen – so kannst du dich nach dem Lesen noch mal an die 7 Schritte erinnern.

Schritt 1: Finde Worte für deine Angst

Es ist nicht leicht, Worte für eine schwere Angstattacke zu finden. Doch versuche, deine namenlose Angst zu umschreiben: Wie fühlt sich dein Körper an? Was denkst du? Was hast du vorher gedacht oder gefühlt? Benutze ruhig eine bildhafte Sprache. Manchmal hilft es auch, jemand anderem zu erzählen, dass du eine Angststörung hast und dass es dir gerade nicht gut geht. Versuche zu formulieren, was du jetzt brauchst. Vielleicht kannst du dem anderen auch sagen, dass es dir guttut, allein zu sein. Vielleicht magst du ihn oder sie aber auch bitten, deine Hand zu halten oder dich in den Arm zu nehmen. Wenn du sagst, dass du deine Angst nicht beschreiben kannst, dann ist das auch eine Art von Beschreibung.

> Du willst behalten, was du gewonnen hast. Das bedeutet, dass du immer ein wenig Disziplin brauchst, um das neue, angstfreiere Leben zu genießen.

Schritt 2: Erfahre Beruhigung durch Sinnlichkeit

Richte deine Aufmerksamkeit auf deine Sinne. Was siehst du um dich herum? Steck eine gut duftende Handcreme in deine Tasche, damit du etwas gut Riechendes bei dir hast, wenn dich deine Angst überfällt. Achte auf das Grübchen unter deiner Nase: Wie fühlt es sich an, wenn du ein- und wieder ausatmest? Wann ist die Luft kalt oder warm und wann ist sie nicht zu spüren? Höre vielleicht ein schönes Musikstück oder laufe barfuß, damit du unter den Füßen das Gras spürst. Auch ein schönes Licht oder ein leckerer Geschmack können für etwas Erleichterung sorgen.

Schritt 3: Stelle eine Verbindung zu deinem Körper her

Wenn du „Angst ohne Grip" spürst, dann liegt es unter anderem daran, dass du deinen Körper nicht mehr spürst. Versuche, dich selbst wieder zu spüren. Achte darauf, wie sich deine Schultern anfühlen. Was für ein Gesicht machst du gerade? Stehen deine Füße fest auf dem Boden? Schau, an welchen Körperstellen du dich verkrampft fühlst und an welchen es dir an Spannung mangelt. Manchmal ist bei traumatischer Angst nicht die Über-, sondern die Unterspannung das Problem. Halte deine Nase leicht zu und atme lange gegen den leichten Widerstand aus. Balle deine Fäuste und lass wieder los. Über deine Muskulatur kannst du deine Körpergrenzen wieder spüren. Wenn du merkst, du bekommst Durchfall, konzentriere dich auf deinen Unterbauch und versuche zu beobachten, was da passiert.

Schritt 4: Stelle gute Beziehungen her

Gute Beziehungen herzustellen, erfordert unglaublich viel Geduld. Vielleicht bist du schüchtern oder lustlos oder du fühlst dich unsicher. Suche nach Menschen, die dir guttun könnten und die dir als Vorbild dienen. Achte auf das „Heilige" in dir und in anderen Menschen. Es mag dir vorkommen, als würden dich die anderen nicht verstehen. Doch geh davon aus, dass jeder seine eigenen psychischen Schmerzen hat und dass dich Freud und Leid mit anderen Menschen verbindet. Versuche zu untersuchen, ob du dich arrogant verhältst. Vielleicht hältst du die anderen für „dumm", weil du vielleicht bei deinen Eltern erlebt hast, dass du der Vernünftige und Kluge sein musstest. Mach dir klar, dass du die anderen möglicherweise nicht so gut einschätzen kannst, wie du glaubst. Häufig sind Übertragungen mit im Spiel, das heißt, du stellst dir unbewusst vor, dass andere Menschen so sind, wie deine Eltern waren.

Versuche bewusst, offen zu sein, wenn du anderen Menschen begegnest.

Versuche bewusst, offen zu sein, wenn du anderen Menschen begegnest. Versuche, dich selbst und die anderen wirklich ernst zu nehmen. Mach dir klar, dass es in Beziehungen nicht „laut" hergehen muss. Bleibe freundlich und versuche in ruhigen Worten auszudrücken, was du brauchst, wie du dich fühlst und was du dir wünschst.

Schritt 5: Suche nach der Wahrheit

Setze dich mit dem Thema „Wahrheit" auseinander. Wahrheit ist klar und hart, manchmal erschwerend, manchmal erleichternd, aber eben immer wahr. Du musst nichts beschönigen, nichts übertreiben, das macht dein Leben einfacher. Versuche zu erforschen, was du in deinem Inneren wirklich fühlst und denkst. Wenn dort mehrere Stimmen in dir sind, nimm auch das wahr. Mach dir klar, dass ein inneres Wegrennen nur im ersten Moment scheinbar Erleichterung bringt. Das Verdrängte kann auf Dauer jedoch Angst machen. Versuche, das Wahre anzuerkennen und als etwas zu betrachten, was du „hast" und was dir auf gewisse Weise niemand nehmen kann. Niemand kann dir etwas einreden oder ausreden, wenn du deine innere Wahrheit kennst.

Bleibe aber achtsam, denn es gibt auch gefühlte Sicherheiten, die aus Angst entstehen. Du magst dann krankhaft an deiner inneren Sicherheit festhalten, obwohl sie nicht der Wahrheit entspricht. Behalte also einen Abstand zu dir selbst und stell auch infrage, was du glaubst und meinst, zu wissen.

Schritt 6: Entdecke das Träumen und Spielen

Menschen mit schweren psychischen Störungen erreicht man am besten über das Träumen und Spielen. Wenn etwas ganz schwierig wird, wenn die Angst zu groß wird, kann es Erleichterung bringen, etwas zu träumen. Wie stellst du dir dein Leben etwas später vor? Was hast du dir schon immer gewünscht und wovon träumst du eigentlich? Welche Träume sind zerplatzt und worüber bist du traurig? Wenn du nicht alles wortwörtlich nimmst und nicht alles so konkret siehst, bekommst du einen gesunden Abstand zu den Dingen. Versuche hier und da, spielerisch zu werden. Du kannst dir eine „verspielte Handtasche“ kaufen, singen lernen oder ein Instrument spielen, das du dann mit anderen spielst. Du kannst Fußball spielen und dich in eine „Als-ob-Welt“ einträumen. Was willst du einmal tun, wenn du den Abschluss geschafft hast? Wie wird das Leben wohl sein, wenn du weniger Angst hast, mehr Geld hast oder dich schlanker oder gesünder fühlst?

Schritt 7: Finde durch Disziplin zu deiner Stabilität

Du hast dieses Buch zu Ende gelesen. Vielleicht hast du eine Therapie beendet oder einen Klinikaufenthalt. Vielleicht bist du von zu Hause ausgezogen oder hast dich von deinem Partner oder deiner Partnerin getrennt und musst nun allein zurechtkommen. Bau dir Rituale auf, die dir äußere und schließlich innere Stabilität geben. Meditiere täglich zur selben Zeit, mach Yoga oder schreibe regelmäßig Tagebuch. Versuche immer wieder, dich gesund zu ernähren und für deine Gesundheit zu sorgen – dadurch kannst du automatisch angstfreier werden. Bleibe dran und achte auf dich.

Achte am Tage immer wieder auf deine Atmung und geh gedanklich durch deinen Körper. Versuche, nicht sofort auf die Dinge zu reagieren, sondern dir immer wieder neuen Raum zu schaffen. Wenn dir etwas misslingt, gönne dir eine Pause und schau, ob du irgendwann Lust verspürst, den Faden wieder aufzunehmen. Geh dem Unangenehmen nicht aus dem Weg, sondern betrachte und fühle es mit Neugier. Höre dir die Bachkantate an, in der es heißt: „Wachet, betet." Versuche, aufmerksam zu bleiben und die Dinge, die du tust, gut zu tun. Nach einer Weile spürst du, dass es nützt, was du tust oder sein lässt. Du wirst dich zunehmend als selbstwirksam empfinden.

Bau dir Rituale auf, die dir äußere und schließlich innere Stabilität geben.

Durch Disziplin kannst du viel erreichen, gute Beziehungen führen und mehr oder weniger gesund alt werden. Nimm deinen Biorhythmus ernst. Und schließlich: Auch das Beenden von Dingen erfordert Disziplin. Ein Guru ist einer, der selbst keinen Guru mehr braucht, heißt es. Nimm Hilfe an, solange du sie brauchst – und das kann sehr lange sein. Pflege nach dem konkreten Abschied die innere Beziehung zu deinem Helfer oder Lehrer weiter. Verbindungen zu pflegen – sowohl zu dir selbst, zu deinem Leid, zu deinen Fähigkeiten als auch zu anderen Menschen – erfordert wohl die größte Disziplin.

ANHANG

Quellen

Bakwin, Harry (1973): Erotic Feelings in Infants and Young Children. Am J Dis Child. 1973;126(1): 52–54. doi:10.1001/archpedi.1973.02110190048009, https://jamanetwork.com/journals/jamapediatrics/article-abstract/505071.

Bion, Wilfred R (1962): Learning From Experience. 1st Edition, Routledge, London 1984.

Bion, Wilfred R (1962): The Psycho-Analytic Study of Thinking. International Journal of Psychoanalysis 43: 306–310.

Bollas, Christopher (2019): Wenn die Sonne zerbricht. Das Rätsel der Schizophrenie. 1. Auflage, Klett-Cotta, Stuttgart: 225.

Bylsma, Lauren M et al. (2020): A clinical practice review of crying research. Psychotherapy: Theory, Research, Practice, Training, September 2020. DOI: 10.1037/pst0000342, https://pubmed.ncbi.nlm.nih.gov/32897092/.

Cameron, Oliver G et al. (1988): Menstrual fluctuation in the symptoms of panic anxiety. Journal of Affective Disorders. Volume 15, Issue 2, September–October 1988: 169–174. https://doi.org/10.1016/0165-0327(88)90086-9, https://www.sciencedirect.com/science/article/abs/pii/0165032788900869#!

Chödrön, Pema: Tonglen Meditation. YouTube, 25.6.2020, https://youtu.be/-x95ltQP8qQ.

Colangeli, Roberto (2020): Bound Together: How Psychoanalysis Diminishes Intergenerational DNA Trauma. The American Journal of Psychoanalysis, Volume 80, 2020: 196–218, https://link.springer.com/article/10.1057/s11231-020-09247-x.

Daumit, Gail L et al. (2005): Physical Activity Patterns in Adults With Severe Mental Illness. The Journal of Nervous and Mental Disease: October 2005, Volume 193, Issue 10: 641–646. doi:10.1097/01.nmd.0000180737.85895.60, https://pubmed.ncbi.nlm.nih.gov/16208158/.

Eschenbach, Wolfram von: Parzival. In: Werke, hrsg. von Karl Lachmann, Berlin, 5. Auflage 1891.

Feldman, Brian (2001): Infant Observation Research and Jungian Analysis. In: Cambridge 2001: Proceedings of the Fifteenth International Congress for Analytical Psychology. Herausgegeben von Mary Ann Mattoon und Robert Hinshaw, Daimon, Einsiedeln 2003, 97.

Freud, Sigmund (1895): Über die Berechtigung, von der Neurasthenie einen bestimmten Symptomenkomplex als »Angstneurose« abzutrennen, Gesammelte Werke 1, hg. v. Anna Freud u. a., London 1952, 315.

Freud, Sigmund (1909): Über Psychoanalyse. Fünf Vorlesungen, gehalten zur 20-jährigen Grundfeier der Clark University in Worcester Mass, September 1909. Gesammelte Werke 8, hrsg. v. Anna Freud u. a., London 1943, 1–60.

Freud, Sigmund (1911): Formulierungen über die zwei Prinzipien des psychischen Geschehens. Gesammelte Werke 8, hrsg. v. Anna Freud u. a., London 1943, 232–233.

Freud, Sigmund (1921): Psychoanalyse und Telepathie. Gesammelte Werke 17, hrsg. v. Anna Freud u. a., London 1941, 27–44.

Freud, Sigmund (1924): Der Realitätsverlust bei Neurose und Psychose. Gesammelte Werke 13, hrsg. v. Anna Freud u. a., London 1940, 363–368.

Freud, Sigmund (1933): Neue Folge der Vorlesungen zur Einführung in die Psychoanalyse. 31. Vorlesung: Die Zerlegung der psychischen Persönlichkeit. Gesammelte Werke 15, hrsg. v. Anna Freud u. a., London 1940, 62–86.

Freud, Sigmund (1937): Die endliche und die unendliche Analyse, Gesammelte Werke 16, hrsg. v. Anna Freud u. a., London 1950, 59–99.

Garouste, Gérard: Wahn und Wahrheit. arte.tv am 16.9.2020, 21.45–22.35.

Goethe, Johann Wolfgang von (1782): Der Erlkönig. In: Karl Eibl: Johann Wolfgang Goethe. Sämtliche Werke, Briefe, Tagebücher und Gespräche, Bd. 2. Deutscher Klassiker-Verlag: 1987, S. 107–108.

Grimm, Jacob und Grimm, Wilhelm: Von einem, der auszog, das Fürchten zu lernen. In: Kinder- und Hausmärchen, 3. Auflage 1837, Göttingen, Dieterichsche Buchhandlung: S. 18–30.

Grotstein, James (2007): A Beam of Intense Darkness. Wilfred Bion's Legacy to Psychoanalysis. Routledge, 2007.

Holguin-Lew JC and Bell V (2013): "When I Want to Cry I Can't": Inability to Cry Following SSRI Treatment. Revista Colombiana de Psiquiatría Volume 42, Issue 4, December 2013: 304–310. https://www.sciencedirect.com/science/article/abs/pii/S003474501370026X.

Holm Brantbjerg, Merete (moaiku.dk): Supporting sustainable change – through widening ourselves to include hypo-states. YouTube, 20.3.21, https://youtu.be/w1QgA3A2u30.

Jung, Carl Gustav (1952): Synchronizität als ein Prinzip akausaler Zusammenhänge. Der Einfluss archetypischer Vorstellungen auf die Bildung naturwissenschaftlicher Theorien bei Kepler. C.G. Jung-Institut, Rascher, Zürich 1952.

Kawachi, I. et al. (1994): Symptoms of anxiety and risk of coronary heart disease. The Normative Aging Study. Circulation. 1994; 90: 2225–2229, doi: 10.1161/01.CIR.90.5.2225, http://circ.ahajournals.org/content/90/5/2225.short.

Hilfreiche Adressen

Ein offenes Ohr für alle Anliegen

TelefonSeelsorge, telefonisch, online, per Chat oder persönlich:
Tel. 0800/111 0 111 oder 0800/111 0 222
www.telefonseelsorge.de

Psychoanalytiker, Pschoanalytikerinnen und tiefenpsychologisch fundierte Psychotherapie

Deutsche Psychoanalytische Gesellschaft (DPG)
www.dpg-psa.de

Deutsche Psychoanalytische Vereinigung (DPV)
www.dpv-psa.de

Deutsche Gesellschaft für Psychoanalyse, Psychotherapie, Psychosomatik und Tiefenpsychologie e. V. (DGPT)
www.dgpt.de

Für Kinder und Jugendliche

Vereinigung Analytischer Kinder- und Jugendlichen-psychotherapeuten e. V. (VAKJP)
www.vakjp.de/therapeutenverzeichnis.php

Psychotherapeuten und Psychotherapeutinnen allgemein

Patientenservice der Kassenärztlichen Bundesvereinigung (KBV), Telefon 116 117
www.116117.de/de/psychotherapie.php

Psychotherapie-Informationsdienst des Berufsverbandes Deutscher Psychologinnen und Psychologen e. V. (BDP)
www.psychotherapiesuche.de

Bibliografische Information der Deutschen Nationalbibliothek
Die Deutsche Nationalbibliothek verzeichnet diese Publikation in der deutschen Nationalbibliografie; detaillierte bibliografische Daten sind im Internet über https://dnb.de abrufbar.

ISBN 978-3-8426-4256-0 (Print)
ISBN 978-3-8426-4257-7 (PDF)
ISBN 978-3-8426-4258-4 (EPUB)

Originalausgabe

Die Ratgebermarke der Schlüterschen Fachmedien GmbH
Hans-Böckler-Allee 7, 30173 Hannover
www.humboldt.de
www.schluetersche.de

Aus Gründen der besseren Lesbarkeit wurde in diesem Buch die männliche Form gewählt, nichtsdestoweniger beziehen sich Personenbezeichnungen gleichermaßen auf Angehörige des männlichen und weiblichen Geschlechts sowie auf Menschen, die sich keinem Geschlecht zugehörig fühlen.

Autorin und Verlag haben dieses Buch sorgfältig erstellt und geprüft. Für eventuelle Fehler kann dennoch keine Gewähr übernommen werden. Weder Autorin noch Verlag können für eventuelle Nachteile oder Schäden, die aus in diesem Buch vorgestellten Erfahrungen, Meinungen, Studien, Therapien, Medikamenten, Methoden und praktischen Hinweisen resultieren, eine Haftung übernehmen. Insgesamt bieten alle vorgestellten Inhalte und Anregungen keinen Ersatz für eine medizinische Beratung, Betreuung und Behandlung.

Lektorat: Linda Strehl, wort & tat, München
Covergestaltung: ZERO, München
Covermotiv: Shutterstock / GoodStudio
Satz: PER MEDIEN & MARKETING GmbH, Braunschweig
Druck und Bindung: gutenberg beuys feindruckerei GmbH, Langenhagen